絶対に必要な
\ 約180項目を収載 /

看護アセスメント スケール＆ツール

編集　池松裕子

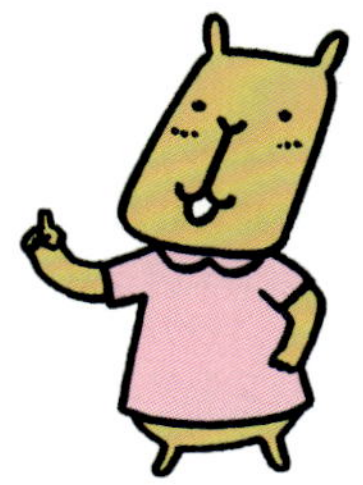

照林社

編集

池松裕子 いけまつ・ゆうこ

名古屋大学大学院医学系研究科総合保健学専攻教授

1990年、神奈川県立看護教育大学校看護教育学科修了後、横浜市医師会保土谷看護専門学校にて教鞭をとる。1995年、Case Western Reserve大学看護学部修士課程(MSN)を修了し、1997年、国際医療福祉大学保健学部看護学科講師として着任。2001年、山梨県立看護大学助教授、2002年、同大学大学院看護学研究科助教授。2004年、Case Western Reserve大学大学院博士課程(Ph.D.)を修了。2004年から名古屋大学医学部保健学科教授。2013年から改組により現職。

はじめに

本書は、『早わかり　看護観察・アセスメントノート』を大幅に改訂して新刊として発行するものです。

初版の発行から12年の歳月がたち、この間第2版も刊行し、臨床看護実践や看護学実習にも、患者さんの症状や状態を数値やカテゴリーを使って表すことが定着してきたのではないかと思います。今回は、スケールやツールの数を大幅に増やし、臨床・教育の多くの方に活用していただける内容になっています。

種々のツールは、患者さんの状態を客観的に表し、文献活用の適否を検討したり、ほかの看護・医療職と情報共有するために役立ちます。特に、近年は多職種連携が重要視されるようになってきました。看護師だけで通じる言葉ではなく、多くの職種の方と共有できるツールをぜひご活用ください。

また、この間に、看護の臨床研究がずいぶん増えてきました。患者さんによりよい看護を行うには、正しい看護の知識が必要で、その知識はよくデザインされた研究によって生み出されます。ただし、知識はたった1回の研究では創られません。いくつもの研究を積み重ねていく必要がありますが、その際、統一された尺度で測定することはとても重要です。ぜひ、看護実践の知識を創るため、本書を臨床実践のみならず、研究にも役立てていただくことを祈念しています。

2018年4月

池松裕子

目　次

目次

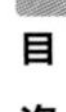
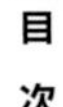

目次

装丁：小口翔平＋岩永香穂（tobufune）
カバーイラスト：坂木浩子　本文イラスト：今崎和広
本文レイアウト・DTP：明昌堂

本書の特徴

- 臨床現場で重要な観察・アセスメントのためのスケール・ツールなどをまとめました。系統別、状態別、疾患・領域別のパートに分けて必要な項目を集めました。
- 患者の示す症状・徴候の程度を知りたいときに使えます。経時的な変化の把握や、介入による効果を客観的に評価できます。
- スケール名や分類名を知っていればすぐに引ける項目索引付きです。

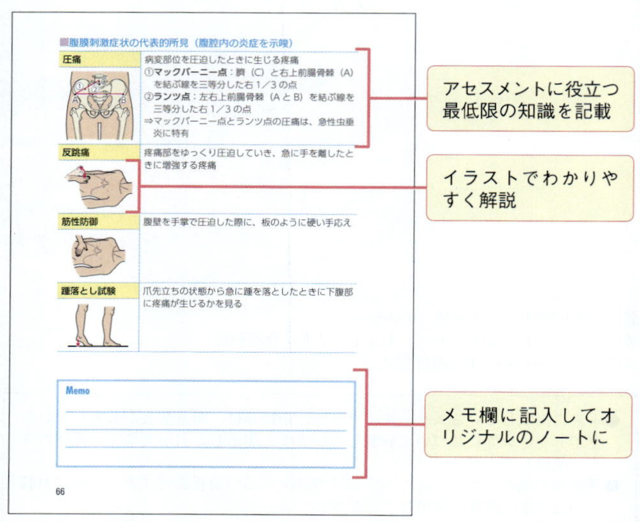

part
1

基本的な チェック項目

- バイタルサイン
- 体温
- 脈拍
- 血圧
- 循環
- 呼吸
- 痛み

バイタルサイン

1 バイタルサインのチェックポイント

呼吸のチェック	●呼吸の深さ・型・リズムを観察し、1 分間の呼吸数を測定 ●呼吸を測っていることを意識させない ●1 分間 22 回以上または 10 回未満は重症化の徴候である可能性に留意（成人）
循環のチェック	●脈拍が触れにくい場合、成人では頸動脈・大腿動脈、小児では腋窩動脈で触知 ●血管は、気温により収縮・拡張するため、血圧測定時の室温を 20℃前後に ●血圧は、体位、動作により変動するので、約 5～10 分間安静後測定 ●血圧は、いつも同じ側の腕で測るようにする
体温のチェック	●腋窩・直腸・口腔・鼓膜で測定。直腸＞鼓膜＞口腔＞腋窩 ●麻痺がある場合は健側で行う

2 バイタルサインの目安

<table>
<tr><th></th><th>収縮期血圧
(mmHg)</th><th>拡張期血圧
(mmHg)</th><th>呼吸数
(分)</th><th>脈拍数
(分)</th><th>腋窩温
(℃)</th></tr>
<tr><td>幼児</td><td>90～100</td><td>60～65</td><td>20～30</td><td>100～110</td><td rowspan="2">36.5～37.5</td></tr>
<tr><td>学童</td><td>120～125</td><td>60～70</td><td rowspan="2">12～20</td><td>80～90</td></tr>
<tr><td>成人</td><td>110～130</td><td>60～80</td><td>60～90</td><td rowspan="2">36～37</td></tr>
<tr><td>高齢者</td><td>110～140</td><td>60～90</td><td>16～20</td><td>50～80</td></tr>
</table>

聖マリアンナ医科大学病院看護部編：みるみる身につくバイタルサイン．照林社，東京，2014：vii．より一部改変して転載

3 バイタルサイン異常の目安

	小児		成人	高齢者
	幼児	学童		
頻脈	120回/分以上	100回/分以上	100回/分以上	
徐脈	90回/分以下	80回/分以下	60回/分以下	50回/分以下
頻呼吸	—		24回/分以上	
徐呼吸	—		10回/分以下	
発熱	38℃以上		37.5〜38℃以上	
高血圧	収縮期血圧120mmHg以上または拡張期血圧70mmHg以上	収縮期血圧130〜135mmHg以上または拡張期血圧80mmHg以上	収縮期血圧140mmHg以上または拡張期血圧90mmHg以上	●**前期高齢者** 収縮期血圧140mmHg以上または拡張期血圧90mmHg以上 ●**後期高齢者** 収縮期血圧150mmHg以上または拡張期血圧90mmHg以上（忍容性があれば収縮期血圧140mmHg以上または拡張期血圧90mmHg以上）

体温

1 体温異常：高体温・低体温

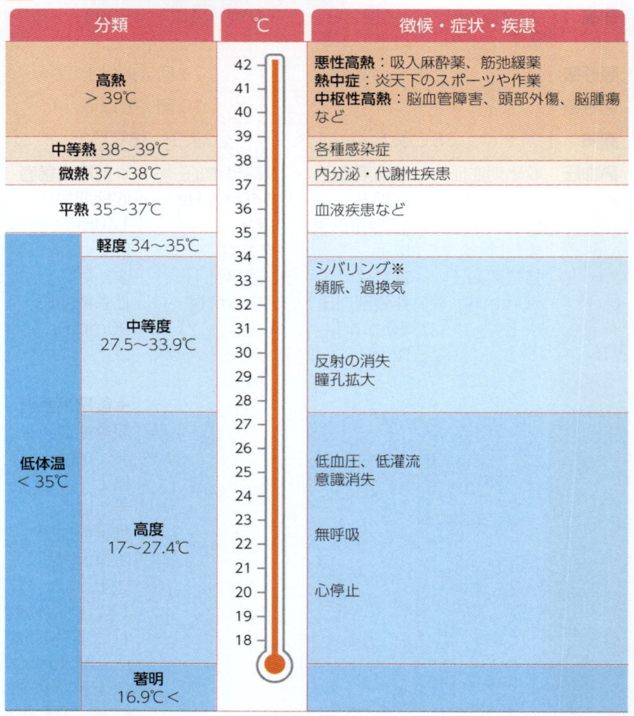

分類		℃	徴候・症状・疾患
高熱 ＞39℃			**悪性高熱**：吸入麻酔薬、筋弛緩薬 **熱中症**：炎天下のスポーツや作業 **中枢性高熱**：脳血管障害、頭部外傷、脳腫瘍など
中等熱 38〜39℃			各種感染症
微熱 37〜38℃			内分泌・代謝性疾患
平熱 35〜37℃			血液疾患など
低体温 ＜35℃	**軽度** 34〜35℃		
	中等度 27.5〜33.9℃		シバリング※ 頻脈、過換気 反射の消失 瞳孔拡大
	高度 17〜27.4℃		低血圧、低灌流 意識消失 無呼吸 心停止
	著明 16.9℃＜		

※シバリングとは、不随意の体の震えで、筋収縮によって熱産生を行おうとする生理的反応であり、これが見られたら電気毛布などによる人工的な加温が必要

- 体温異常は、大きく高体温と低体温に分けられる。
- 体温中枢（視床下部）のセットポイントが変化したための高体温は「発熱」と呼ばれ、平常体温よりも1℃以上高くなった場合を指す。
- 高体温は、①高熱（39℃以上）、②中等熱（38～39℃未満）、③微熱（37～38℃未満）に分けられる。

2 体温測定：熱型

	稽留熱	弛張熱	間欠熱	波状熱
熱型	(℃) 39 38 37 36	(℃) 39 38 37 36	(℃) 39 38 37 36	(℃) 39 38 37 36
定義	日内変動が1℃以内の高熱が持続する	日内変動が1℃以上で、37℃以下にならない	日内変動が1℃以上で、37℃以下になる時期がある	有熱期と無熱期を交互に繰り返す
疾患	重症肺炎、粟粒結核、腸チフスの極期、髄膜炎	敗血症、多くのウイルス性感染症、化膿性疾患、悪性腫瘍、膠原病	マラリア、胆道感染症	ブルセラ症、ホジキン病、胆道閉鎖症、多発性神経炎、脊髄障害

Memo

3 体温測定：典型的な発熱の経過

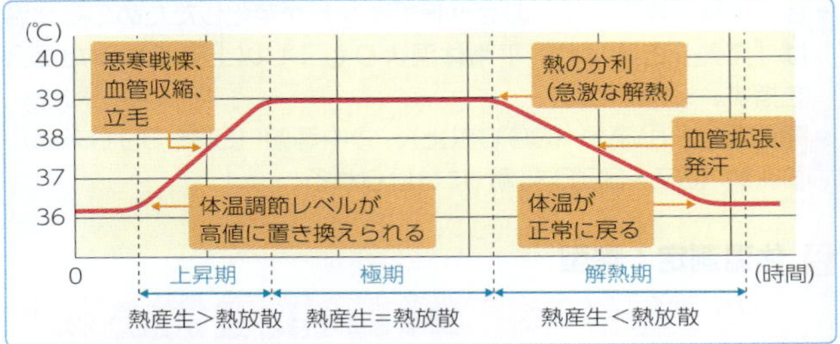

異常な発熱パターンを示す疾患・状態	感染症、がん、アレルギー反応、ホルモン異常（褐色細胞腫や甲状腺機能亢進症など）、自己免疫疾患（関節リウマチなど）、熱中症、薬剤（麻酔薬、抗精神病薬など）、頭部外傷、脳腫瘍

4 体温測定：測定部位による差

直腸温＞鼓膜温＞口腔温＞腋窩温
直腸温－鼓膜温＝0.2～0.3℃
直腸温－口腔温＝0.4～0.6℃
直腸温－腋窩温＝0.8～0.9℃
口腔温－腋窩温＝0.2～0.3℃

- 体温は通常、①腋窩温、②口腔、③鼓膜温、④直腸温を測定する。測定部位によって正常値が異なるため、常に同じ部位で測定する必要がある。

5 体温モニタリング：種類・特徴

測定部位	特徴
膀胱温	・専用の膀胱留置カテーテルで測定 ・重症患者は、ほぼ全員に膀胱カテーテルを留置しているため、体温モニタリングのためのルートを増やす必要がない ・広範囲熱傷患者など、腋窩温が測定困難な患者に有用
食道温	・深部体温をとらえられる
血液温	・肺動脈カテーテル（スワンガンツ・カテーテル）付属の温度計で測定可能
深部温	・中枢深部温（前胸部、腹部、前額部）、末梢深部温（手足）を計測し、その較差で血行動態や末梢循環の状態を把握

- 継続的にモニタリングが必要な重症患者に対しては、上記のような方法で体温を測定する。
- 末梢温に左右差・上下肢差がある場合は、両側にプローブを装着して温度較差を見る。

Memo

脈拍

1 脈拍測定

部位	測定法とポイント
橈骨動脈（手関節の橈側）	・強く押さえすぎると脈拍が触れなくなるので注意
上腕動脈（肘窩部のやや尺側）	・橈骨動脈でうまく測定できなかったときに実施 ・脈拍が触れにくい場合は、肘を伸ばした状態で測定
足背動脈（足の甲の中央やや外側）	・下肢血流（末梢動脈の硬化・血栓による狭窄の有無）確認時に実施 ・指先が軽く足背動脈に触れるくらいで実施
後脛骨動脈（足関節の内果の下）	・足背動脈でうまく測定できなかったときに実施 ・内果（くるぶし）を第 2〜4 指で包むようにすると測定しやすい ・下肢の脈拍測定時には皮膚温にも気を配る。冷感が強い場合は末梢循環障害の疑いがある
総頸動脈（気管の外側）	・急変時など、末梢動脈では脈が触れない場合に実施 ・患者が意識消失・ショック状態にあっても落ち着いて実施

- 測定時には、第 2〜4 指を平行にそろえ、動脈の走行に対して直角に置くのが基本。左右差がないかも確認する。
- 左右差がなければ一側で脈拍数・リズムなどをみる。脈拍数は、心疾患などがなければ 15 秒測定して 4 倍してもよいが、心疾患あるいは不整がある場合は 1 分間測定する。

2 脈拍異常

分類と特徴

名称		脈の触れ方	代表的な疾患・病態
脈拍数の異常	頻脈	100 回 / 分以上	出血性ショック、発熱、疼痛、興奮、うっ血性心不全、甲状腺機能亢進症、発作性頻拍、貧血など
	徐脈	60 回 / 分以下	頭蓋内圧亢進症、神経原性ショック、完全房室ブロック、偶発性低体温症、各種薬剤使用など
リズムの異常	絶対性不整脈	リズム・強さ・間隔が不規則	心房細動など
	結滞	脈が 1 回抜けたようになる	心室性期外収縮、房室ブロックなど
脈拍性状の異常	奇脈	呼吸運動に併せて脈が弱くなったり強くなったりする	心タンポナーデ、緊張性気胸など

- ①脈拍数、②リズム、③拍動の強さ、④左右差・上下肢の差に注意。

頻脈・徐脈

特徴		代表的な疾患・病態
頻脈	120〜130 回 / 分前後	洞性頻脈（交感神経の緊張、貧血、発熱、甲状腺機能亢進症、低酸素血症、脱水、出血などによる）
	150 回 / 分前後	心房細動など
	180〜220 回 / 分前後	上室性頻拍症など
徐脈	60 回 / 分以下	洞性徐脈、洞機能不全症候群、房室ブロック、薬剤（β遮断薬、ジギタリスなど）服用中、頭蓋内圧亢進症、偶発性低体温症

- 頻脈：動悸や息苦しさなどの症状があるか、確認する。
- 徐脈：50 回 / 分以下の場合は、ふらつき、立ちくらみなどの症状がないか確認し、服用薬剤をチェックする。

血圧

1 血圧の測定

基準値	140/90mmHg 未満（p.12「血圧の分類」参照）
測定前の安静時間	測定体位で約 5〜10 分
室温	20℃前後
マンシェットの幅	13cm（成人の場合）。小児の場合、3 か月未満：3cm、3 か月〜3 歳未満：5cm、3 歳〜6 歳未満：7cm、6 歳〜9 歳未満：9cm
マンシェットの巻き方	指が 1〜2 本入る程度のゆるみ
マンシェットの下縁	肘窩より 2〜3cm 上
加圧の程度	収縮期血圧より 20〜30mmHg 上まで
減圧速度	2mmHg/1 拍動
測定値の読み	2mmHg 単位の偶数値
脈圧	収縮期血圧－拡張期血圧
平均血圧の概算	(脈圧÷ 3)＋拡張期血圧

コロトコフ音

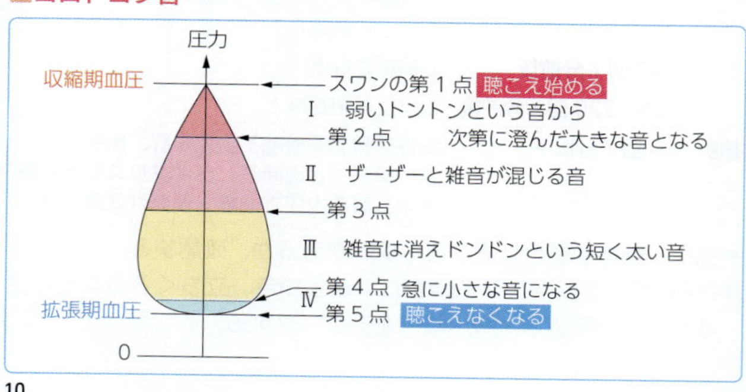

第Ⅰ相	突然聴こえてくる鈍い音（トントン）。スワンの点の第１～第２点
第Ⅱ相	雑音（ザーザー）。スワンの点の第２～第３点
第Ⅲ相	大音清澄（ドンドン）。スワンの点の第３～第４点
第Ⅳ相	急に音が小さくなる。スワンの点の第４～第５点
第Ⅴ相	音が消失した後

- コロトコフ音が変化する点がスワンの点。
- スワンの点：第１点が収縮期血圧、第５点が拡張期血圧。

生理的変動

日内変動	10～15mmHg
性差	5～10mmHg
上肢の左右差	5～10mmHg

- 血圧は、日中は高くなり、夜間や睡眠中は低くなる。
- 男性のほうが女性より高い。

注意が必要な血圧変化

血圧低下	収縮期血圧 90mmHg 未満。 平均血圧 65mmHg 未満	ショック、心不全など
血圧上昇	収縮期血圧 200mmHg 以上	急性肺水腫、頭蓋内出血、急性大動脈解離など
	拡張期血圧 100mmHg 以上	

Memo

2 高血圧

■血圧の分類：診察室血圧に基づく血圧の分類

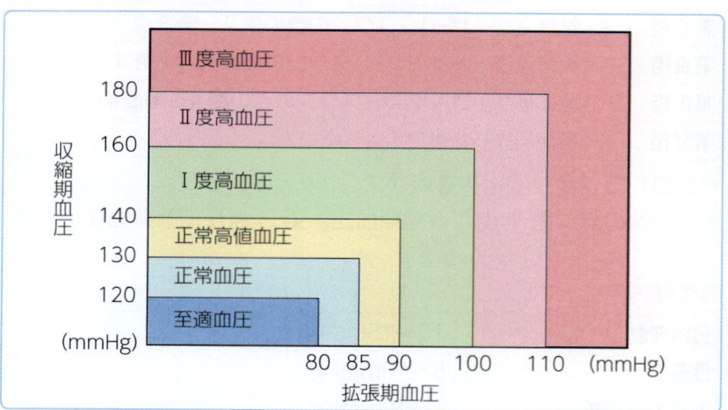

日本高血圧学会高血圧治療ガイドライン作成委員会編：高血圧治療ガイドライン. 日本高血圧学会，2014：19. を参考に作成

■血圧の分類：家庭血圧に基づく血圧の分類

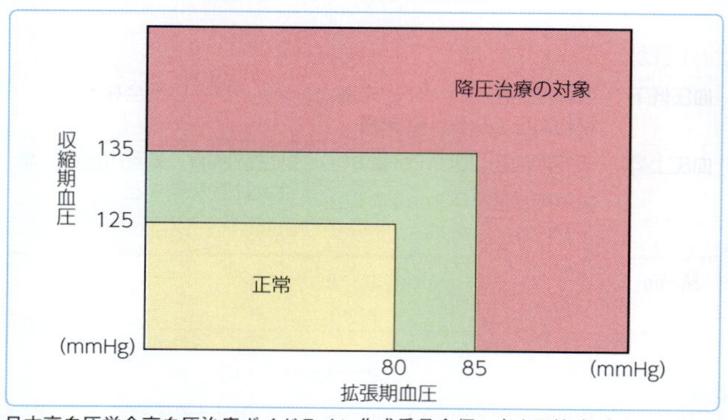

日本高血圧学会高血圧治療ガイドライン作成委員会編：高血圧治療ガイドライン. 日本高血圧学会，2014：20. を参考に作成

■降圧目標

	診療室血圧	家庭血圧
若年、中年、前期高齢者患者	140/90mmHg 未満	135/85mmHg 未満
後期高齢者患者	150/90mmHg 未満 (忍容性があれば 140/90mmHg 未満)	145/85mmHg 未満(目安) (忍容性があれば 135/85mmHg 未満)
糖尿病患者	130/80mmHg 未満	125/75mmHg 未満
CKD 患者 (蛋白尿陽性)	130/80mmHg 未満	125/75mmHg 未満 (目安)
脳血管障害患者 冠動脈疾患患者	140/90mmHg 未満	135/85mmHg 未満 (目安)

注：目安で示す診療室血圧と家庭血圧の目標値の差は、診療室血圧140/90mmHg、家庭血圧135/85mmHg が、高血圧の診断基準であることから、この二者の差をあてはめたものである
日本高血圧学会高血圧治療ガイドライン作成委員会編：高血圧治療ガイドライン. 日本高血圧学会, 2014：35. より転載

3 低血圧

定義		収縮期血圧：90mmHg 未満
原因		本態性低血圧。心拍出量減少
		アナフィラキシー、中毒、敗血症などによる末梢血管虚脱
		アジソン病、甲状腺機能低下症などの内分泌疾患
		糖尿病、ポルフィリン病、アミロイドーシスなどによる代謝異常
		脳血管障害、パーキンソン病、多発性硬化症、シャイ・ドレーガー症候群などの神経疾患
		降圧薬、抗うつ薬、抗不安薬などの薬物
起立性低血圧	定義	立位や座位による収縮期血圧 20mmHg 以上の低下
	原因	循環血液量減少：出血、利尿薬の過剰内服、血管拡張薬その他の薬剤の使用、脱水、長期の臥床など
		疾患：低血圧の原因疾患の他、自律神経失調、四肢麻痺、対麻痺など。抗うつ薬、α遮断薬などの薬物

循環

1 心音の聴診

心音の聴診部位

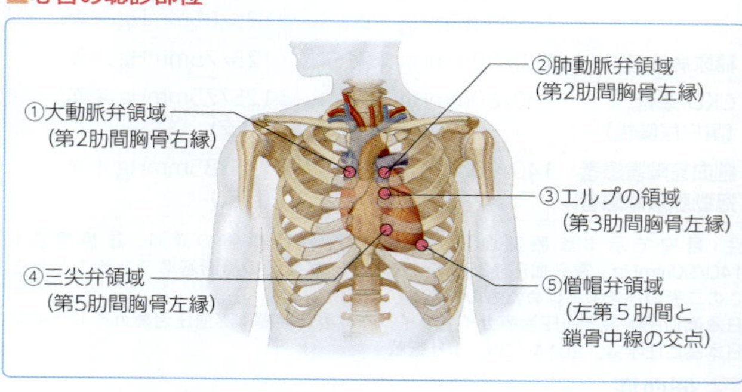

心音の聴診順序と聴診のポイント

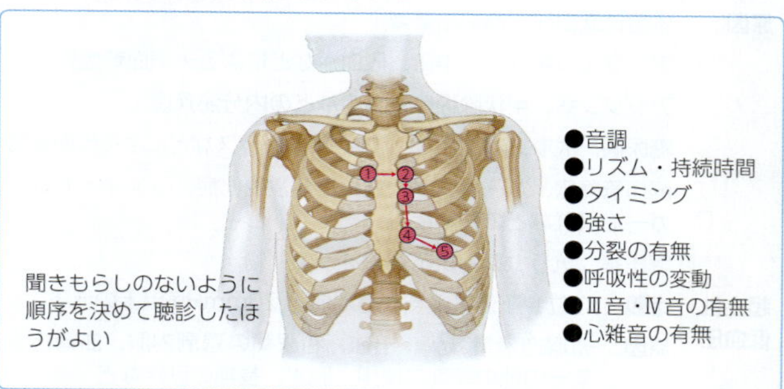

- 心音聴取は、①大動脈弁領域（第２肋間胸骨右縁）→②肺動脈弁領域（第２肋間胸骨左縁）→③エルブの領域（第３肋間胸骨左縁）→④三尖弁領域（第５肋間胸骨左縁）→⑤僧帽弁領域（第５肋間鎖骨中線）の順に行う。
- 音の強さは、①と②ではⅡ音＞Ⅰ音、④と⑤ではⅠ音＞Ⅱ音。③は同程度。
- 異常心音を聴取したら、部位と心周期中のタイミングを明らかにする。

2 心音の分類：正常・異常の見きわめ

分類	心音		特徴、原因
正常音	Ⅰ音（S1：first sound）		僧房弁・三尖弁の閉鎖音
	Ⅱ音（S2：second sound）		大動脈弁・肺動脈弁の閉鎖音
心雑音	収縮期雑音	収縮中期 駆出性雑音	収縮中期。中音、音色は粗い漸強漸弱型 大動脈弁狭窄、貧血や発熱など心拍出量の増加
		汎収縮期 逆流性雑音	収縮期全体。高～中音、心室中隔欠損では粗く強い 僧帽性閉鎖不全、心室中隔欠損
	拡張期雑音	大動脈弁 逆流雑音	拡張早期。高調、漸減。 大動脈弁閉鎖不全
		僧帽弁狭窄雑音	拡張早期と後期。低調、遠雷様。僧帽弁狭窄症

（次頁へ続く）

	心膜摩擦音	収縮期と拡張期を通じて聴かれる、きしるような、革がこすれるような音。くぐもったピッチの高い音で、持続時間が非常に短く、胸骨左縁で聴取される。心膜炎などで聴取
	ギャロップ音	Ⅰ、Ⅱ音以外にも、Ⅲ、Ⅳ音が聴こえる。馬が走っているような音。頻脈のことが多い。強度の心不全
減弱	聴取できるはずの部位で心音が聴きとりにくい	心のう液貯留

3 心電図波形

基本波形

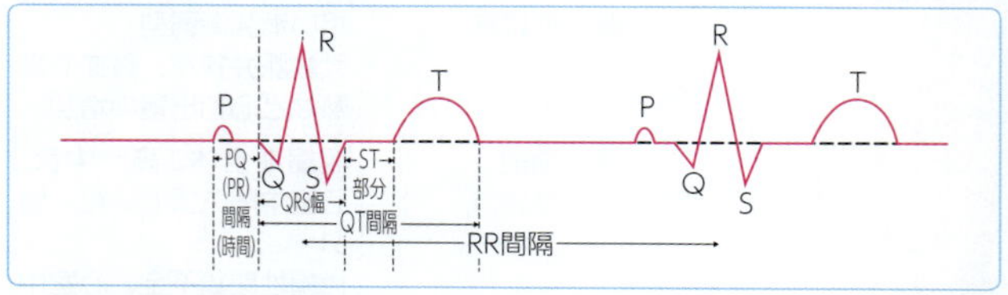

P 波	0.06～0.10 秒	心房の興奮（収縮）
PQ 時間	0.12～0.20 秒	心房心室間の興奮伝導時間
QRS 時間	0.06～0.10 秒	心室の興奮開始（脱分極）
QT 時間	0.3～0.45 秒 （心拍数によって変わる）	電気的心室収縮時間
ST 部分	0.1～0.15 秒	心室全体に興奮が及ぶ時間
T 波	0.2～0.6 秒	心室の興奮終了（再分極）
RR 間隔	0.6～1.0 秒	心拍数によって変わる

記録用紙

大区画	5mm × 5mm の太い線のマス
小区画	1mm × 1mm の細い線のマス ●通常の心電図は 25mm/ 秒で記録されるので、1 小区画 = 1mm = 0.04 秒、5mm が 0.2 秒
心拍数の算定法	心拍数（HR）（回 / 分）= 300/RR 間隔内に含まれる大区画数 ● RR 間隔内に記録用紙の大区画がちょうど 2 つ含まれる場合は HR = 150 回 / 分、5 つ含まれる場合は HR = 60 回 / 分となる

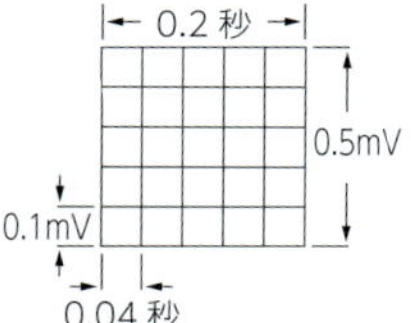

4 標準 12 誘導心電図（ECG）

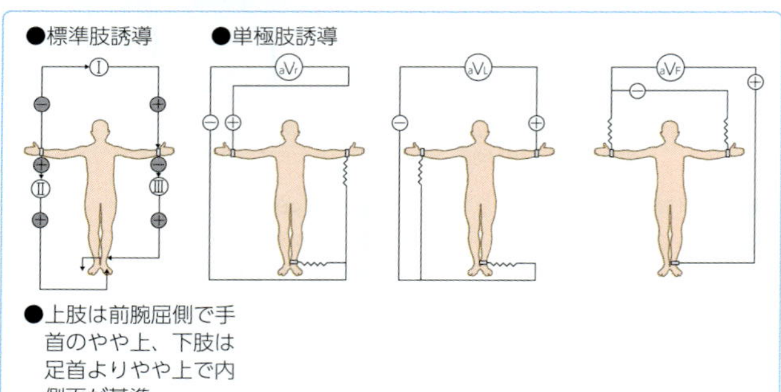

●上肢は前腕屈側で手首のやや上、下肢は足首よりやや上で内側面が基準

●胸部誘導

①V_1：第4肋間胸骨右縁
②V_2：第4肋間胸骨左縁
③V_3：V_2とV_4の中点
④V_4：第5肋間で左鎖骨中線上
⑤V_5：V_4の高さで左前腋窩線上
⑥V_6：V_4の高さで左中腋窩線上

■標準 12 誘導心電図の正常波形

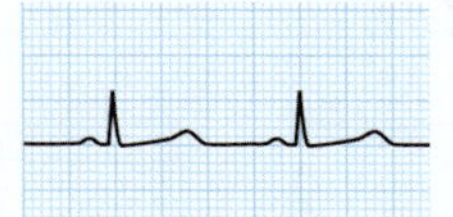

Ⅰ誘導

- ●R 波は陽性（上向き）
- ●P 波はやや見えづらい

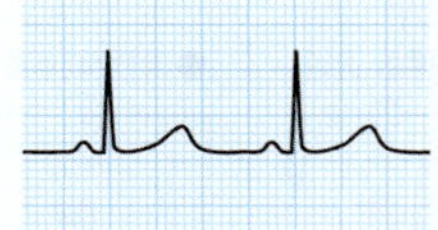

Ⅱ誘導

- ●R 波は陽性で大きい
- ●P 波が見やすい
- ●不整脈がわかりやすい

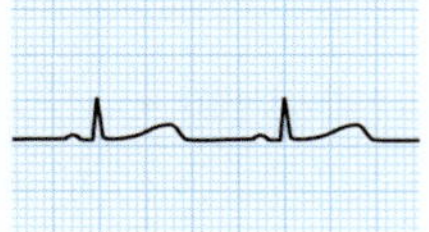

Ⅲ誘導

- ●R 波は陽性でやや大きい（時に深い“S”）
- ●P 波が見やすい

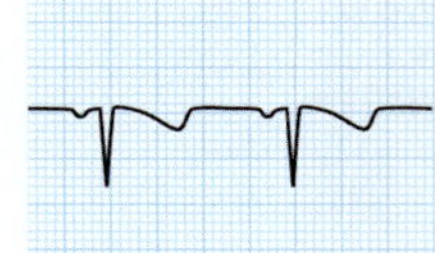

aV_R 誘導

- ●P 波、QRS 波、T 波すべてが陰性（下向き）

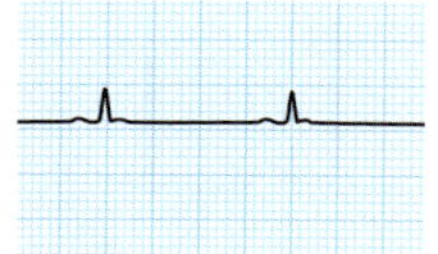

aV$_L$ 誘導

- 波形全体はやや小さい
- R 波が陰性になることもある

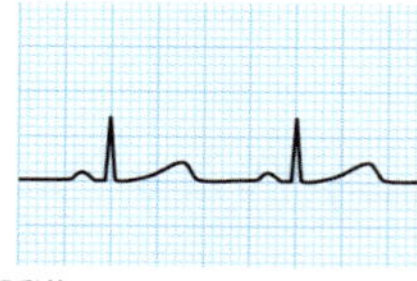

aV$_F$ 誘導

- R 波は陽性
- P 波が見やすい

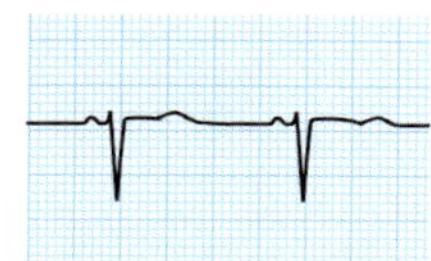

V$_1$ 誘導

- 波形全体が大きく見やすい
- S 波が深い
- 不整脈がわかりやすい
- T 波は陰性になることもある

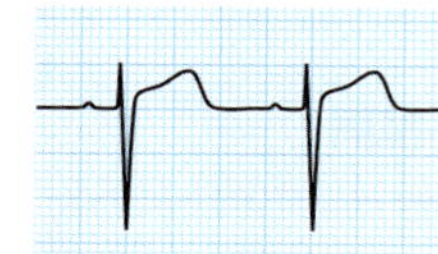

V$_2$ 誘導

- QRS 波が大きく見やすい
- S 波が深い
- P 波は見えにくい

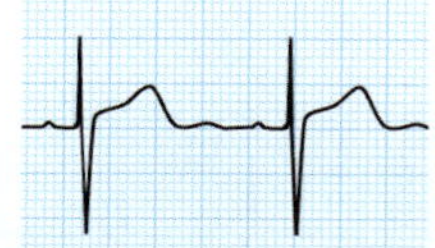

V$_3$ 誘導

- QRS 波が大きく見やすい

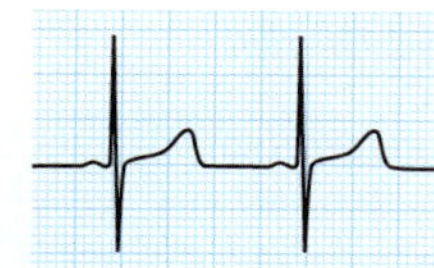

V$_4$ 誘導

- QRS 波が大きく見やすい
- R 波と S 波は二相性
- P 波は見えにくい

（次頁へ続く）

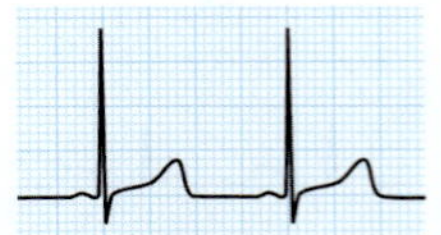

V_5 誘導

- R 波が陽性で大きい
- ST 変化がわかりやすい

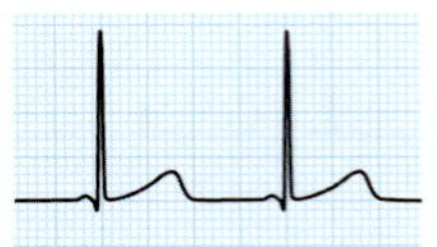

V_6 誘導

- R 波が陽性で大きい
- Q 波（小さい Q 波）がある

5 不整脈

期外収縮（予定より早く QRS が出る）

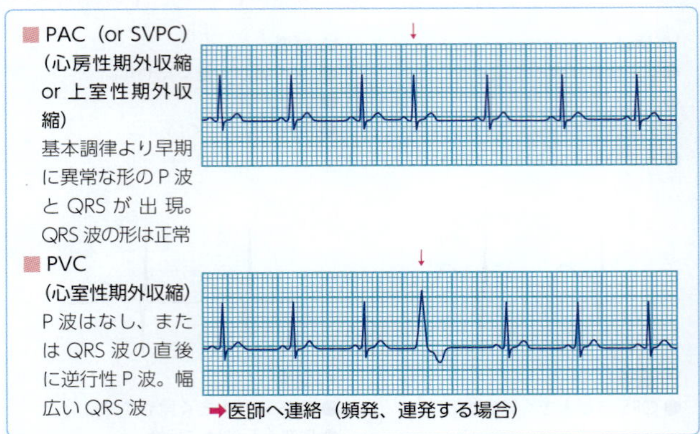

- 正常洞性収縮と PVC が 1 個ずつ交互に出現するものを 2 段脈、2 個の正常収縮と 1 個の PVC が繰り返して出現するものを 3 段脈と呼ぶ。

頻脈型不整脈

洞性頻脈
心拍数 100 回 / 分以上。P 波・QRS 波・T 波ともに正常な形

PSVT
（発作性上室頻拍）
心拍数 120～180 回 / 分。P 波は異常、QRS 波は正常

➡血圧を中心にバイタルサインチェック。医師へ連絡

WPW 症候群
発作時は心拍数 220 回 / 分以上。PQ 時間は短縮、幅広の QRS 波、デルタ波の出現

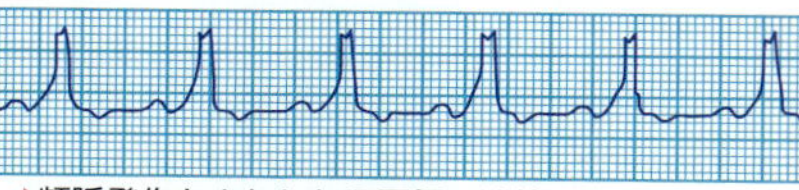

➡頻脈発作をきたしたら医師へ連絡

AFL（心房粗動）
心拍数は 140～170 回 / 分。規則的 F 波（250～300 回 / 分）と、正常 QRS 波

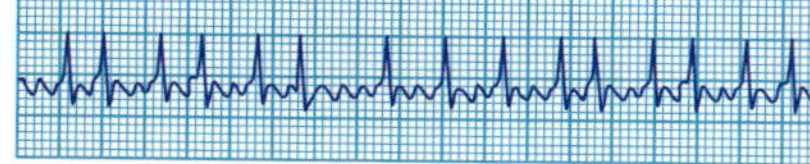

➡医師へ連絡

Af（心房細動）
心拍数はさまざま。不規則な f 波（300 回 / 分以上）と正常 QRS 波

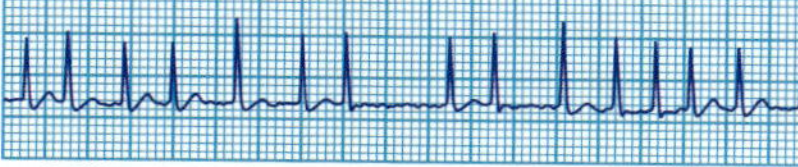

➡慢性で変化がなければ経過観察。医師へ連絡

VT（心室頻拍）
心拍数 70～180 回 / 分。5 個以上連続する PVC

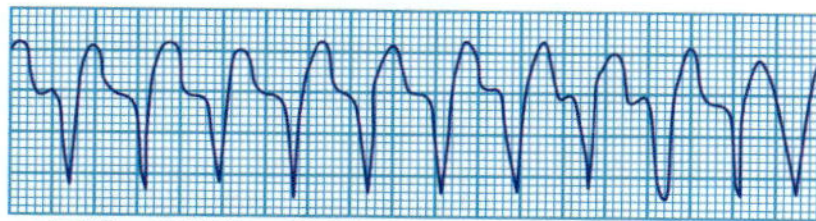

➡医師への連絡。意識レベル・頸動脈チェック

VF（心室細動）
心拍数・血圧は計測不能。不規則な基線の揺れ

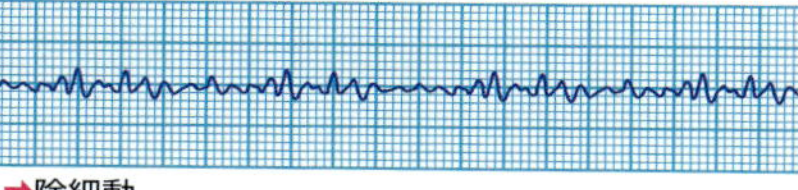

➡除細動

徐脈型不整脈

洞性徐脈

心拍数 50 回 / 分未満。P 波・QRS 波・T 波の形は正常

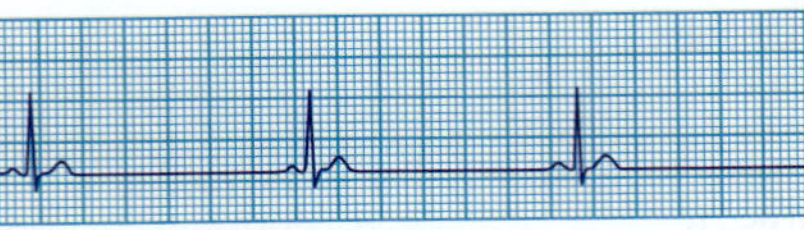

洞停止・洞房ブロック

心拍数 50 回 / 分未満。P 波は欠如。補充調律が房室接合部であればほぼ正常 QRS 波、心室性であれば異常 QRS 波

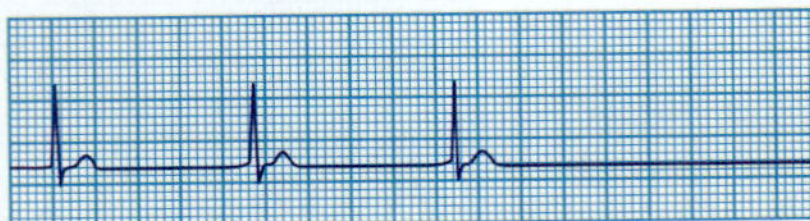

1 度房室ブロック

心拍数はさまざま。PQ 時間＞ 0.2 秒

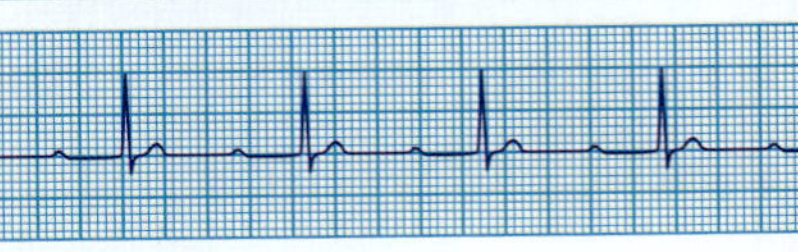

2 度房室ブロック

心拍数はさまざま。脈拍を触知中に結滞となる

PQ 時間が次第に延長して最後に QRS 波が 1 拍分脱落するもの：

Ⅰ型（ウェンケバッハ型）

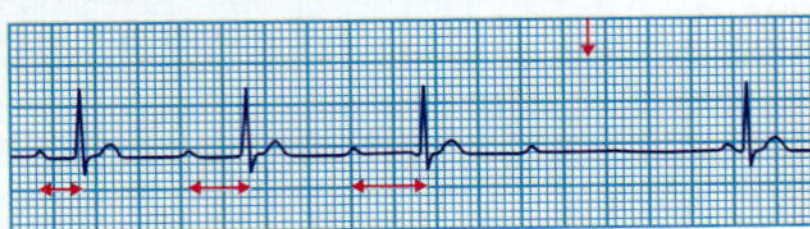

規則的な洞調律中に突然 P 波の後の QRS が 1 拍分脱落するもの：

Ⅱ型（モビッツⅡ型）

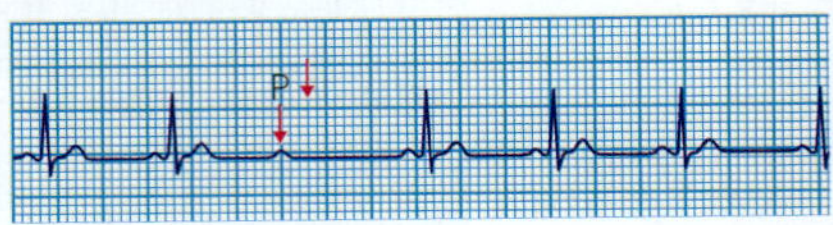

■3度（完全）房室ブロック

心拍数 30〜50 回 / 分。P 波と QRS 波がそれぞれ独立のリズムで出現。補充調律が房室接合部であればほぼ正常 QRS 波、心室性であれば異常 QRS 波

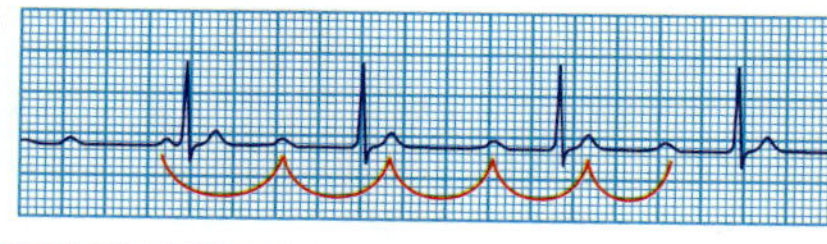

■心室性期外収縮（PVC）の重症度分類：ローンの分類

grade1	散発性 PVC。29 個／時間以下
grade2	多発性 PVC。30 個／時間以上
grade3	多源性 PVC
grade4A	2 連発
grade4B	3 連発以上
grade5	R on T

- grade1 は通常治療を要しない。
- grade2 は厳重に観察。PVC が増えてきたり、grade3 以上になれば治療が必要。

■SSS（洞機能不全症候群）

Ⅰ群	心拍数 50 回 /分未満の洞性徐脈の持続
Ⅱ群	しばしば補充収縮を伴う、休止期の長い発作性洞停止や洞房ブロック
Ⅲ群	洞性徐脈、洞停止、洞房ブロックなどを基本調律とし、時に発作性上室性頻拍や心室頻拍などが発現する徐脈・頻脈症候群

■脚ブロック

完全脚ブロック	QRS 幅≧ 0.12 秒
不完全脚ブロック	QRS 幅＜ 0.12 秒

6 冠動脈の部位

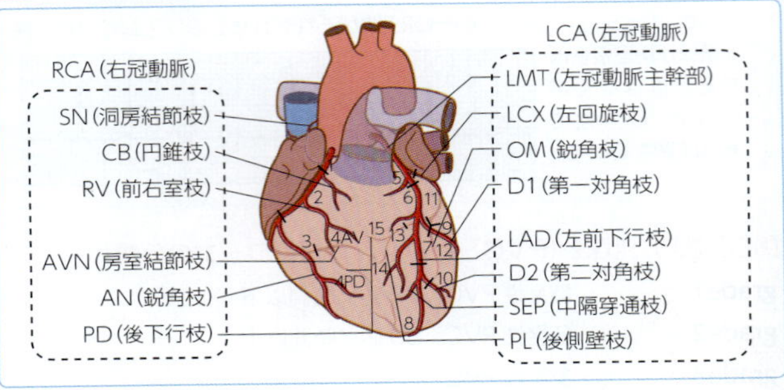

冠動脈の名称	AHA 分類	1〜4：右冠動脈
		5：左冠動脈本幹
		6〜10：左前下行枝
		11〜15：左回旋枝
主血管の栄養分布	右冠動脈	心臓の右側を走り、右心室と左心室の下面、心室中隔（右心室と左心室を隔てる壁）の後部分を栄養する
	左前下行枝	心臓の前面を走り、左心室の前面〜側面、心室中隔の大部分を栄養する
	左回旋枝	心臓の後面を走り、左心室の側面〜後面を栄養する
病変数の呼び方	1 枝病変	主血管 3 本のうち 1 本に病変
	2 枝病変	主血管 3 本のうち 2 本に病変
	3 枝病変	主血管 3 本のうち 3 本に病変

梗塞部位と心電図変化

	I	II	III	aV_R	aV_L	aV_F	V_1	V_2	V_3	V_4	V_5	V_6
前壁中隔							◎	◎	◎	○		
狭義の前壁									◎	◎		
広範囲前壁	◎	○			◎		○	◎	◎	◎	◎	◎
前壁側壁	◎				◎				○	◎	◎	◎
下壁		◎	◎			◎						
下壁側壁	◎	◎	◎		◎	◎					◎	◎
側壁	◎				◎						◎	◎
高位側壁	◎				◎							
後壁							×	×				

◎：異常Q波がみられる　○：異常Q波がみられることがある　×：R波の増高がみられる

池松裕子編：クリティカルケア看護2. メヂカルフレンド社, 東京, 2011：46. より引用

7 心不全の分類

NYHA心機能分類

I度	●心疾患はあるが身体活動に制限はない ●日常的な身体活動では著しい疲労、動悸、呼吸困難あるいは狭心痛を生じない
II度	●軽度の身体活動の制限がある。安静時には無症状 ●日常的な身体活動で疲労、動悸、呼吸困難あるいは狭心痛を生じる
III度	●高度な身体活動の制限がある。安静時には無症状 ●日常的な身体活動以下の労作で疲労、動悸、呼吸困難あるいは狭心痛を生じる
IV度	●心疾患のためいかなる身体活動も制限される ●心不全症状や狭心痛が安静時にも存在する。わずかな労作でこれらの症状は増悪する

付）II s 度：身体活動に軽度制限のある場合
　　II m 度：身体活動に中等度制限のある場合

Killip 分類：急性心筋梗塞における心機能障害の重症度分類

クラスⅠ	●心不全の徴候なし
クラスⅡ	●軽度～中等度心不全 ●ラ音聴取領域が全肺野の 50%未満
クラスⅢ	●重症心不全 ●肺水腫、ラ音聴取領域が全肺野の 50%以上
クラスⅣ	●心原性ショック ●血圧 90mmHg 未満、尿量減少、チアノーゼ、冷たく湿った皮膚、意識障害を伴う

Forrester 分類

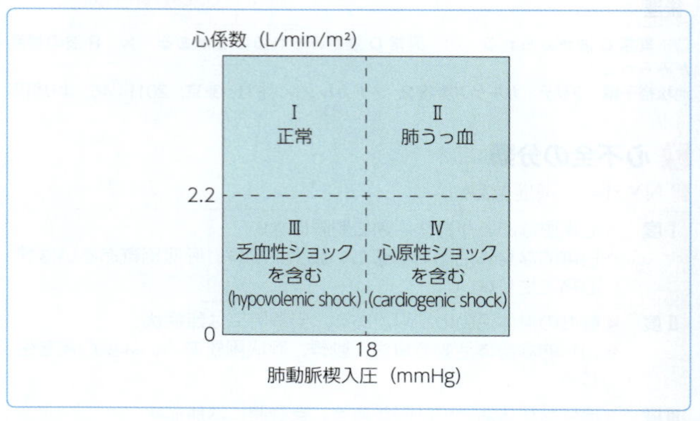

Nohria-Stevenson 分類

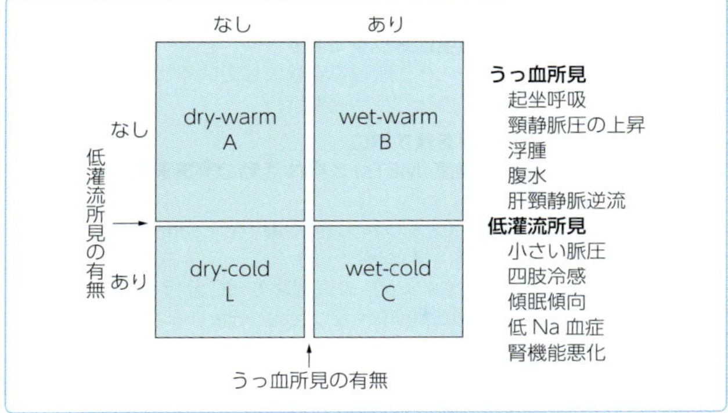

8 血行動態パラメータ／心機能

検査項目	基準値
心拍出量（CO）	4～6 L/分
心係数（CI）	2.8～4.2L/分/m^2
中心静脈圧（CVP）	3～8 mmHg（5～10cmH_2O）
肺動脈圧（PAP）	15～28/5～15mmHg
肺動脈楔入圧（PCWP）	6～12mmHg
左心房圧（LAP）	4～12mmHg
駆出率（EF）	50～70%
心胸郭比（CTR）	50%以下

9 METs（メッツ）

身体活動	**生活活動と運動の量** **身体活動の強度はメッツで表す** 1METs（メッツ）：座って安静にしている状態 例：3METs（メッツ）＝通常歩行
メッツ・時	**身体活動の量を表す単位** **身体活動の強度（METs）×身体活動の実施時間（時）＝メッツ・時** 例：3METS（メッツ）の通常歩行を1時間行う：3METs×1時間＝3メッツ・時 例：4METS（メッツ）の庭掃除を30分行う：4METs×30分（0.5時間）＝2メッツ・時
エネルギー消費量（kcal）	**メッツ×時間×体重（kg）** 例：72kgの人がヨガ（2.5メッツ）を30分行った場合のエネルギー消費量＝2.5メッツ×0.5時間×72kg＝90kcal 体脂肪燃焼に必要なエネルギー消費量を求めるには、安静時のエネルギー消費量（1メッツ）を引いてを算出する 上記の例：（2.5メッツ－1メッツ）×0.5時間×72kg＝54kcal

Memo

3メッツ、3.5メッツの身体活動の例

生活活動	3.0	普通歩行（平地、67m/分、犬を連れて）、電動アシスト付き自転車に乗る、家財道具の片付け、子どもの世話（立位）、台所の手伝い、大工仕事、梱包、ギター演奏（立位）
	3.5	歩行（平地、75～85m/分、ほどほどの速さ、散歩など）、楽に自転車に乗る（8.9km/時）、階段を下りる、軽い荷物運び、車の荷物の積み下ろし、荷づくり、モップがけ、床磨き、風呂掃除、庭の草むしり、子どもと遊ぶ（歩く/走る、中強度）、車椅子を押す、釣り（全般）、スクーター（原付）・オートバイの運転
運動	3.0	ボウリング、バレーボール、社交ダンス（ワルツ、サンバ、タンゴ）、ピラティス、太極拳
	3.5	自転車エルゴメーター（30～50ワット）、自体重を使った軽い筋力トレーニング（軽・中等度）、体操（家で、軽・中等度）、ゴルフ（手引きカートを使って）、カヌー

身体活動量の基準

18～64歳の身体活動（生活活動・運動）	●強度が3メッツ以上の身体活動を23メッツ・時/週 ●具体例：歩行またはそれと同等以上の強度の身体活動を毎日60分
18～64歳の運動	●強度が3メッツ以上の運動を4メッツ・時/週 ●具体例：息が弾み汗をかく程度の運動を毎週60分
65歳以上の身体活動（生活活動・運動）	●強度を問わず、身体活動を10メッツ・時/週 ●具体例：どんな動きでもよいので、身体活動を毎日40分

厚生労働省：健康づくりのための身体活動基準2013. http://www.mhlw.go.jp/stf/houdou/2r9852000002xple-att/2r9852000002xpqt.pdf（2018.4.5アクセス）より引用

呼吸

1 呼吸音の聴診

各呼吸音の聴こえる部位

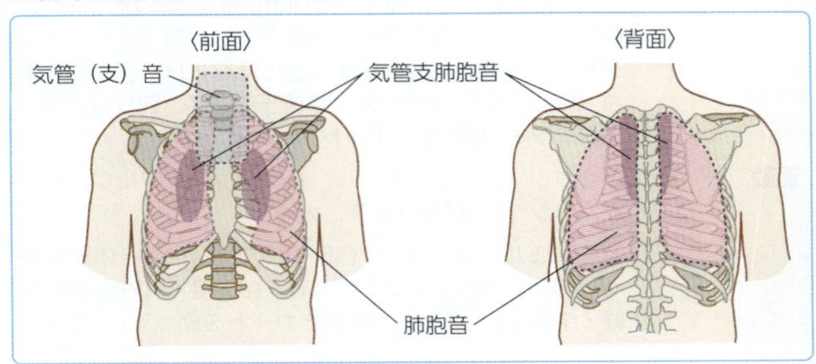

聴診順序

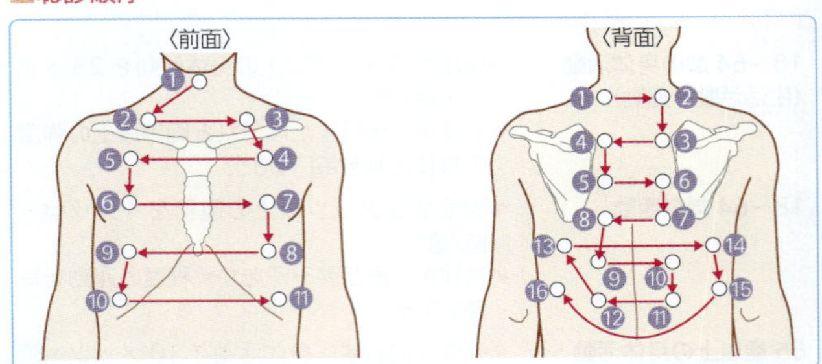

- 気管支音は、吸気：呼気の長さが 1：2 で、呼気が吸気より長い。
- 気管支肺胞音は、呼気と吸気は同じ長さで聴こえる。
- 肺胞音は、吸気：呼気の長さが 2.5：1 で、呼気が吸気より短い。
- 前・背面ともに各 1 分以内程度で聴診する。

2 呼吸音の種類

気管(支)音	気流が声門で渦状となることにより聞かれる。スースー、またはザーザーという音。呼気のほうが強く聴取される
気管支肺胞音	気管支と肺胞が混在している部分で、吸気・呼気ともに聴取される気管（支）音と肺胞音が混ざった音
肺胞音	肺胞に空気が流入し肺胞が拡張することにより起こる。吸気時のみ聴かれる柔らかな音
異常呼吸音	呼吸音の減弱や消失、呼気延長、肺胞部分の気管支呼吸音化など

副雑音

連続性	鼾音（かんおん）[低音性]	ズーズー、ゴロゴロといういびき様で低調な音。吸気時に強い。気道の狭窄による	舌根沈下、喀痰貯留、気道異物
	笛声音（てきせいおん）[高音性]	ピーピー、ヒューヒューという高調な笛のような音。呼気時に聴かれる。末梢気道の狭窄による	気管支喘息、気管支痙攣、COPD、うっ血性心不全、気道異物
断続性	捻髪音（ねんぱつおん）(ファインクラックル)[細]	チリチリ、パリパリという高調性の断続音。吸気の後半部に密集して聴かれる。閉塞していた末梢気道の再開通に伴い起こる	肺うっ血、無気肺、肺線維症、間質性肺炎
	水泡音（すいほうおん）(コースクラックル)[粗]	ブルブル、ポコポコという比較的低調な音。吸気の前半部に聴かれる。気道分泌物による	喀痰貯留、慢性気管支炎、気管支拡張症、肺炎、肺水腫（うっ血性心不全）
胸膜摩擦音		ギュギュという雪を握るような音。胸膜面に線維素が析出し表面が粗くなっているときに発生する。吸気・呼気ともに聴かれる	胸膜炎、肺炎

3 肺区域名

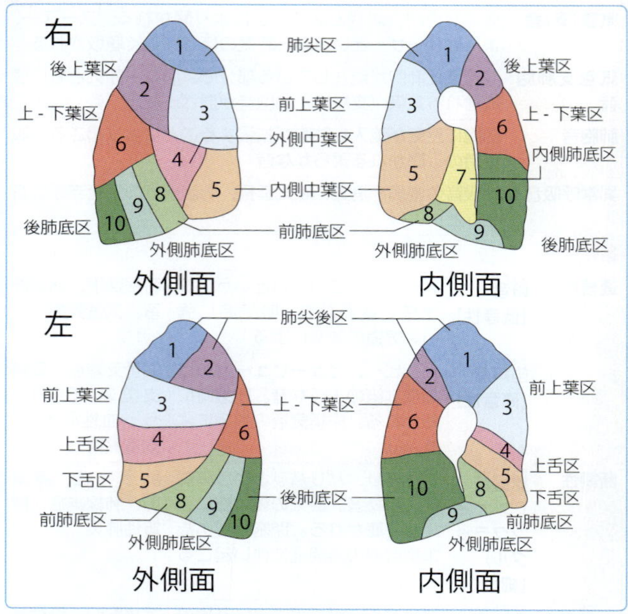

- 肺は自力で収縮・膨張しない。
- 呼吸は①横隔膜・肋間筋など呼吸筋の収縮による吸気、②胸骨・肋骨・肺自身が弾力性によって自然に元に戻ろうとする力（コンプライアンス）による呼気によって成り立つ。

4 血液ガスデータ

項目		正常値
pH	血液の水素イオン濃度	7.35～7.45（弱アルカリ性）
PaO_2	動脈血酸素分圧	80～100Torr
$PaCO_2$	動脈血二酸化炭素分圧	38～46Torr
HCO_3^-	重炭酸イオン	22～26mEq/L
BE	過剰塩基	－2.2～＋2.2mEq/L

アシドーシスとアルカローシスの分類と原因

分類（主な症状）	考えられる原因
代謝性アシドーシス（クスマウル呼吸、意識障害など）	ショック、ケトアシドーシス（糖尿病、飢餓、アルコール中毒）、腎不全、肝不全、肺梗塞、悪性腫瘍、サリチル酸中毒など
呼吸性アシドーシス（徐呼吸、$PaCO_2$ 80Torr以上となるとCO_2ナルコーシス、呼吸停止など）	麻酔薬・鎮静薬投与や中枢神経疾患（脳血管障害・脳腫瘍など）による換気障害、慢性閉塞性肺疾患（COPD）、気管支喘息、上気道閉塞など
呼吸性アシドーシス＋代償性代謝性アルカローシス	慢性閉塞性肺疾患（COPD）など
混合性アシドーシス	窒息などによる気道閉塞時、心肺停止
代謝性アシドーシス＋代償性呼吸性アルカローシス	敗血症や心不全などのショック状態、末梢循環不全
代謝性アルカローシス（不整脈、倦怠感、テタニーなど）	胃内容吸引、嘔吐、下痢、アルドステロン症、クッシング症候群、利尿薬・ステロイドホルモンの投与など
呼吸性アルカローシス（テタニー症状、意識障害など）	過換気症候群、中枢神経疾患（脳血管障害、脳腫瘍、脳炎、髄膜炎）、発熱、肺血栓塞栓症など
呼吸性アルカローシス＋代償性代謝性アシドーシス	精神疾患などによる過換気が慢性に継続するなど
混合性アルカローシス	蘇生中の過換気、メイロンなどの重炭酸イオンの過剰投与
代謝性アルカローシス＋代償性呼吸性アシドーシス	嘔吐、低カリウム血症など

5 酸素ヘモグロビン解離曲線

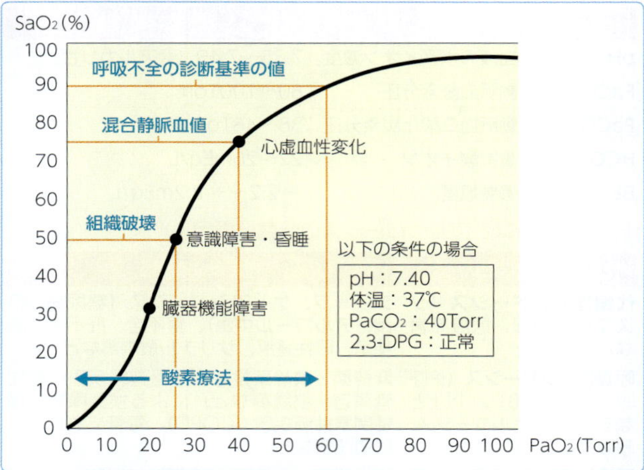

6 さまざまな血液ガスデータ

SpO_2	**経皮的動脈血酸素飽和度**	● 動脈血酸素飽和度の推測値 ● 経皮的（皮膚の上から）に測定（パルスオキシメトリ）
SaO_2	**動脈血酸素飽和度**	● 動脈血で測定した実際の値 ● 動脈血を採取し、血液ガス分析を行い測定
PaO_2	**動脈血酸素分圧**	● 肺における血液酸素化能力の指標 ● 動脈血を採取し、血液ガス分析を行い測定
$PaCO_2$	**動脈血二酸化炭素分圧**	● 肺における血液二酸化炭素排出能力の指標 ● 動脈血を採取し、血液ガス分析を行い測定

7 パルスオキシメトリと動脈血酸素分圧との関係（目安）

- **PaO_2 が 60Torr 以上の場合**
  PaO_2 が多少低下しても SaO_2 変化は少なくほぼ正常。末梢組織への酸素運搬量は保たれる。
- **PaO_2 が 60Torr 以下の場合**
  PaO_2 の少しの変化で SaO_2 は大きく低下。末梢組織への酸素運搬量も低下。
- ベッドサイドでは SpO_2 で判断する。SpO_2 < 90% は呼吸不全の定義（PaO_2 < 60Torr）に匹敵
- 急変時の酸素化目標は 90～92%。すなわち PaO_2 約 60Torr を割らないようにする。

SaO_2（%）	PaO_2 (Torr)
97	91
96	82
95	76
94	71
93	67
92	64
91	61
90	59
89	57
87	53
85	50

8 酸素化係数（P/F 比）

OI = PaO_2/F_IO_2（P/F ratio：PFR）
●正常：300mmHg 以上
●意味：肺酸素化能の指標

- 酸素化の指標はさまざまあるが、酸素化係数（OI：oxygenation index）は簡便に計算でき、異なる F_IO_2 での比較が可能なため、臨床でよく用いられる。
- 急性肺傷害（ALI：acute lung injury；OI < 300mmHg）や急性呼吸促迫症候群（ARDS：acute respiratory distress syndrome；OI < 200mmHg）の診断指標としても用いられる。

9 異常呼吸の分類と特徴

分類	名称	特徴
呼吸数と深さの異常	頻呼吸	呼吸の深さは変わらないが、呼吸数が正常より増加。1分間に24回以上
	徐呼吸	呼吸の深さは変わらないが、呼吸数が正常より減少。1分間に12回以下
	多呼吸	呼吸数も呼吸の深さも増加
	少呼吸	呼吸数も呼吸の深さも減少
	過呼吸	呼吸数は変わらないが、呼吸の深さが増加
	無呼吸	呼吸の一時的停止
リズムの異常	チェーンストークス呼吸	無呼吸と深く速い呼吸が交互に出現する
	ビオー呼吸	呼吸の振り幅は変化せず、同じ深さの呼吸と無呼吸が交互に出現する
	クスマウル呼吸	異常に深く遅い呼吸が持続する
	あえぎ呼吸	吸息および呼息が速く、呼息性停止期が延長する
努力呼吸	鼻翼呼吸	鼻翼が吸気時に開大する
	陥没呼吸	吸気時に胸腔内が強陰圧になり、肋間や鎖骨上窩が陥没する
	肩呼吸	肩を上下させて呼吸する

異常な胸部・腹部の動き	奇異呼吸	吸気時に胸郭の一部がくぼみ、呼気時にもちあがる
	シーソー呼吸	胸部と腹部が呼吸に合わせて交互にもちあがる
死戦期呼吸	下顎呼吸	下顎を吸気時に下方に動かす

10 呼吸困難

MRC 息切れスケール

Grade 0	息切れを感じない
Grade 1	強い労作で息切れを感じる
Grade 2	平地を急ぎ足で移動する、または緩やかな坂を歩いて登るときに息切れを感じる
Grade 3	平地歩行でも同年齢の人より歩くのが遅い、または自分のペースで平地歩行していても息継ぎのため休む
Grade 4	約 100 ヤード（91.4m）歩行したあと息継ぎのため休む、または数分間、平地歩行したあと息継ぎのため休む
Grade 5	息切れがひどくて外出ができない、または衣服の着脱でも息切れがする

日本呼吸ケア・リハビリテーション学会呼吸リハビリテーション委員会他編：呼吸リハビリテーションマニュアル―患者教育の考え方と実践―．照林社，東京，2007：92．より引用

ヒュー・ジョーンズ（Hugh-Jones）分類

Ⅰ度	同年齢の健常者とほとんど同様の労作ができ、歩行・階段昇降も健常者なみにできる
Ⅱ度	同年齢の健常者とほとんど同様の労作ができるが、坂、階段の昇降は健常者なみにできない
Ⅲ度	平地でさえ健常者なみに歩けないが、自分のペースでなら 1 マイル（1.6km）以上歩ける
Ⅳ度	休みながらでなければ 50 ヤード（約 46m）も歩けない
Ⅴ度	会話、衣服の着脱にも息切れを自覚する。息切れのため外出できない

Hugh-Jones P, Lambert AV：A simple standard exercise test and its use for measuring exertion dyspnoea. Brit Med J 1951；1：65-71.

呼吸困難の原因

分類	主な疾患
肺性	各種呼吸器疾患
心性	各種心疾患
上気道性	上気道閉塞、喉頭癌、仮性クループなど
代謝性	糖尿病性アシドーシス、甲状腺機能亢進症など
心因性	過換気症候群、パニック障害など
その他	貧血、神経・筋疾患、肥満、腹水貯留など

修正ボルグスケール

0	感じない（nothing at all）
0.5	非常に弱い（very, very slight）
1	やや弱い（very slight）
2	弱い（slight［light］）
3	
4	多少強い（somewhat severe［heavy］）
5	強い（severe［heavy］）
6	
7	とても強い（very severe）
8	
9	
10	非常に強い（very, very severe）

日本呼吸ケア・リハビリテーション学会呼吸リハビリテーション委員会他編：呼吸リハビリテーションマニュアル―患者教育の考え方と実践―．照林社，東京，2007：92．より引用

- 運動負荷試験中・運動療法中の呼吸困難の評価に用いられる。

Memo

11 喀痰の種類

種類	性状	疾患
正常	無色または白色、20mL/日以下	
漿液性痰	淡ピンク色、泡沫状、流動性	肺水腫など
粘液性痰	灰白色、粘稠、透明	上気道炎、気管支炎、肺結核初期など
膿性痰	濃厚、黄緑色、粘稠でなく泡沫もない	肺炎、肺化膿症、気管支炎など
粘液膿性痰	粘液中に膿を含む	気管支炎、気管支拡張症、肺結核など
粘液膿性漿液性痰	試験管中で3層に分離、悪臭	肺化膿症、気管支拡張症など
血性痰	鮮紅色、褐色	肺結核、肺がん、肺炎、肺化膿症、気道損傷など

Memo

痛み

1 痛みのアセスメント項目

PQRST

PQRST	例
P（Provoking） [要因]	●何が痛みを引き起こすのか（誘発、自然発生、ストレス、食後など） ●痛みのある場所はどこか
Q（Quality） [質]	●痛みの質はどうか（鈍い、うずく、鋭い、刺すような、しつこい、深部の、表面の） ●その痛みは、以前経験したことがある痛みと似ているか
R（Radiation） [放散]	●痛みはどこかに放散するか（顎、背部、腕など） ●痛みを軽減させるものは何か（体位、じっとしている） ●痛みを悪化させるものは何か（深い吸気、体動）
S（Severity） [重篤度]	●0～10の痛みスケール（NRS）で痛みを評価し、説明してもらう ●痛みに関する何らかの徴候・症状があるか（悪心・嘔吐、めまい、発汗、顔色の悪さ、息切れ、呼吸困難、異常なバイタルサインなど）
T（Timing） [時間／開始]	●痛みは、いつ始まったか ●痛みは一定か、間欠か ●どれくらい長い間、痛みが続くか ●痛みが始まるのは突然か、ゆるやかか ●食後との関係は ●痛みの頻度はどれくらいか

COLDERRA

C（Characteristics）［特徴］	例：鈍い、うずく、鋭い、刺すような、しつこい
O（Onset）［開始］	いつ始まったか
L（Location）［部位］	部位はどこか
D（Duration）［継続期間］	どれくらい長い間、続くか 頻度
E（Exacerbation）［悪化要因］	痛みを悪化させる原因は何か
R（Radiation）［放散］	痛みは、身体の他部位に放散するか
R（Relief）［軽減］	症状を軽減させる要因は何か
A（Associated signs and symptoms）［関連症状］	例：吐き気、不安

- 痛みは主観的なものであるため、さまざまな視点からの情報を総合してアセスメントしていく必要がある。
- アセスメントの際は、具体的な日常生活動作を指標とし、どの程度まで痛みをやわらげたいかを患者に確認する。
- 情報を一度に収集しようとせず、患者に共感しつつ、質問を進めていく配慮を欠かさない。
- 痛みは静的ではなく、変化する。アセスメントは定期的に継続して実施する。

Memo

2 痛みの評価①：視覚アナログスケール（VAS）

0　　　　　　　　　　　　　　　　100mm

痛みなし　　　　　　　　　　　　最悪の痛み

- 患者が痛みの程度を自己評価するためのスケールである。
- 視覚アナログスケール（VAS：visual analog scale）は、線上に印を記入してもらうだけでよいので、簡便で、一定の評価がある程度可能なため、よく使用されている。
- 左端からの距離を測ることで数値として表すこともできる。
- 高齢者など、認知能力が低下している患者の場合は、VAS による評価が難しいため、他のスケールを使用する場合が多い。

3 痛みの評価②：NRS、簡易表現スケール

▶1　数値的評価スケール（NRS：numerical rating scale）

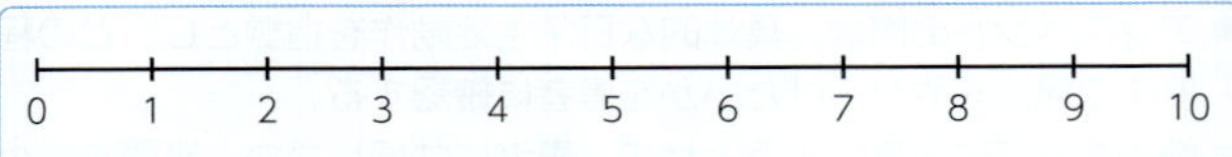

- 0～10 段階の数値で患者に痛みを評価してもらうスケール。
- VAS よりも使用しやすい。
- 記録時には、x／10 と表記する（x ＝患者の評価した数字）。

▶2　簡易表現スケール

- 5 段階の言葉（痛みなし・軽度・中等度・強度・最悪の痛み）で、患者に痛みを評価してもらうスケール。

Memo

4 痛みの評価③：フェイススケール

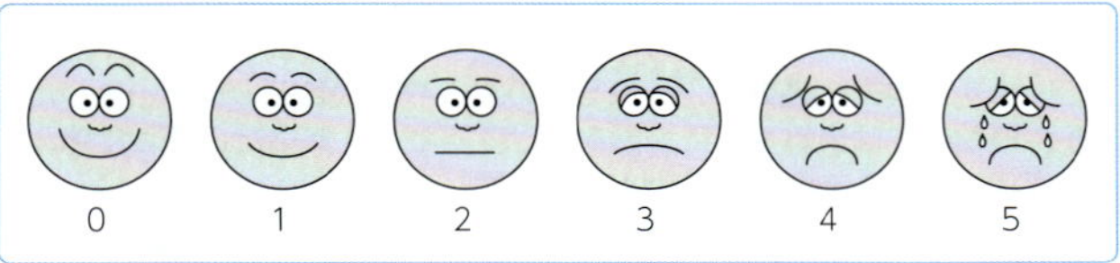

- 患者が痛みの程度を自己評価するためのスケールである。
- 痛みの程度をイラストで表現してあるため親しみやすく、客観的表現が苦手な患者や評価する看護師も理解しやすいことから、よく使用されている。
- 使用時には、痛みの評価がなぜ必要なのか、を患者に理解してもらってから使用しなければ、効果的な評価が得られない。
- スケールの結果は、医療者の主観で勝手に解釈せず、患者と医療者の認識にズレが出ないように心がける必要がある。

Memo

5 痛みの表現語：簡易型マクギル疼痛質問票

この質問票には異なる種類の痛みや関連する症状を表わす言葉が並んでいます。過去 1 週間に、それぞれの痛みや症状をどのくらい感じたか、最も当てはまる番号に×印をつけて下さい。あなたの感じた痛みや症状に当てはまらない場合は、0 を選んでください。

1. ずきんずきんする痛み	なし	0	1	2	3	4	5	6	7	8	9	10	考えられる最悪の状態
2. ビーンと走る痛み	なし	0	1	2	3	4	5	6	7	8	9	10	考えられる最悪の状態
3. 刃物でつき刺されるような痛み	なし	0	1	2	3	4	5	6	7	8	9	10	考えられる最悪の状態
4. 鋭い痛み	なし	0	1	2	3	4	5	6	7	8	9	10	考えられる最悪の状態
5. ひきつるような痛み	なし	0	1	2	3	4	5	6	7	8	9	10	考えられる最悪の状態
6. かじられるような痛み	なし	0	1	2	3	4	5	6	7	8	9	10	考えられる最悪の状態
7. 焼けるような痛み	なし	0	1	2	3	4	5	6	7	8	9	10	考えられる最悪の状態
8. うずくような痛み	なし	0	1	2	3	4	5	6	7	8	9	10	考えられる最悪の状態
9. 重苦しい痛み	なし	0	1	2	3	4	5	6	7	8	9	10	考えられる最悪の状態
10. さわると痛い	なし	0	1	2	3	4	5	6	7	8	9	10	考えられる最悪の状態
11. 割れるような痛み	なし	0	1	2	3	4	5	6	7	8	9	10	考えられる最悪の状態
12. 疲れてくたくたになるような	なし	0	1	2	3	4	5	6	7	8	9	10	考えられる最悪の状態
13. 気分が悪くなるような	なし	0	1	2	3	4	5	6	7	8	9	10	考えられる最悪の状態
14. 恐ろしい	なし	0	1	2	3	4	5	6	7	8	9	10	考えられる最悪の状態
15. 拷問のように苦しい	なし	0	1	2	3	4	5	6	7	8	9	10	考えられる最悪の状態

16. 電気が走るような痛み	なし	0	1	2	3	4	5	6	7	8	9	10	考えられる最悪の状態
17. 冷たく凍てつくような痛み	なし	0	1	2	3	4	5	6	7	8	9	10	考えられる最悪の状態
18. 貫くような	なし	0	1	2	3	4	5	6	7	8	9	10	考えられる最悪の状態
19. 軽く触れるだけで生じる痛み	なし	0	1	2	3	4	5	6	7	8	9	10	考えられる最悪の状態
20. むずがゆい	なし	0	1	2	3	4	5	6	7	8	9	10	考えられる最悪の状態
21. ちくちくする／ピンや針	なし	0	1	2	3	4	5	6	7	8	9	10	考えられる最悪の状態
22. 感覚の麻痺／しびれ	なし	0	1	2	3	4	5	6	7	8	9	10	考えられる最悪の状態

圓尾知之，中江文，前田倫 他：痛みの評価尺度・日本語版 Short-Form McGill Pain Questionnaire 2（SF-MPQ-2）の 作成とその信頼性と妥当性の検討．PAIN RESEARCH 2013；28：50. より引用

- 痛みは患者の主観的な感覚である。そのため、痛みの表現には、さまざまな言葉が使用される。
- 患者がどのようなニュアンスでその言葉を用いているのかをくみ取り、総合的に判断する必要がある。ここでは、簡易型マクギル疼痛質問票（MPQ：McGill Pain Questionnaire）を示す。

Memo

6 クリティカルケアの痛みの評価尺度

Behavioral pain scale（BPS）

項目	説明	スコア
表情	穏やかな	1
	一部硬い（例えば、眉が下がっている）	2
	まったく硬い（例えば、まぶたを閉じている）	3
	しかめ面	4
上肢	まったく動かない	1
	一部曲げている	2
	指を曲げて完全に曲げている	3
	ずっと引っ込めている	4
呼吸器との同調性	同調している	1
	時に咳嗽、大部分は呼吸器に同調している	2
	呼吸器とファイティング	3
	呼吸器の調整がきかない	4

日本呼吸療法医学会：人工呼吸中の鎮静のガイドライン．http://square.umin.ac.jp/jrcm/contents/guide/page03.html（2018.3.5 アクセス）より引用

日本語版 Critical-Care Pain Observation Tool（CPOT-J）

指標	説明		得点
表情	筋の緊張がまったくない	リラックスした状態	0
	しかめ面・眉が下がる・眼球の固定、まぶたや口角の筋肉が萎縮する	緊張状態	1
	上記の顔の動きと眼をぎゅっとするに加え固く閉じる	顔をゆがめている状態	2
身体運動	まったく動かない（必ずしも無痛を意味していない）	動きの欠如	0

身体運動	緩慢かつ慎重な運動・疼痛部位を触ったりさすったりする動作・体動時注意をはらう	保護	1
	チューブを引っ張る・起き上がろうとする・手足を動かす／ばたつく・指示に従わない・医療スタッフをたたく・ベッドから出ようとする	落ち着かない状態	2
筋緊張（上肢の他動的屈曲と伸展による評価）	他動運動に対する抵抗がない	リラックスした状態	0
	他動運動に対する抵抗がある	緊張状態・硬直状態	1
	他動運動に対する強い抵抗があり、最後まで行うことができない	極度の緊張状態あるいは硬直状態	2
人工呼吸器の順応性（挿管患者）	アラームの作動がなく、人工呼吸器と同調した状態	人工呼吸器または運動に許容している	0
	アラームが自然に止まる	咳き込むが許容している	1
または	非同調性：人工呼吸の妨げ、頻回にアラームが作動する	人工呼吸器に抵抗している	2
発声（抜管された患者）	普通の調子で話すか、無音	普通の声で話すか、無音	0
	ため息・うめき声	ため息・うめき声	1
	泣き叫ぶ・すすり泣く	泣き叫ぶ・すすり泣く	2

山田章子，池松裕子：日本語版 Critical-Care Pain Observation Tool（CPOT-J）の信頼性・妥当性・反応性の検証．日本集中治療医学会雑誌 2016；23：133-134．より引用

- 痛みをコントロールするには、痛みを的確に評価する必要があるが、多くのICU入室患者は、人工気道や持続鎮静のため言語的コミュニケーションが困難である。そこで、言語的コミュニケーションに頼らない痛みの評価尺度として、Behavioral Pain Scale（BPS）やCritical-Care Pain Observation Tool（CPOT）が開発された（日本語版CPOT：CPOT-J）。
- BPSは、「表情」「上肢」「呼吸器との同調性」の3項目で構成されている。スコアの範囲は3〜12であり、「BPS＞5」で有意な痛みありと評価。
- CPOTは、「表情」「身体運動」「筋緊張」「人工呼吸器の順応性」の4項目で構成されており、各項目の3段階評価を合計し、痛みがまったくない状態の0点から最も激しい痛みの8点の範囲で評価する。
- CPOT＞2で有意な痛みありと評価。CPOTとBPSの相違は、「筋緊張」を含んでいるか否かである。

Memo

part
2

系統別のチェック項目

- 脳・神経系
- 消化器系
- 口腔
- 皮膚・爪
- 骨・関節・筋肉

脳・神経系

1 脳神経の種類と働き

神経	名称	種類	働き	検査法
Ⅰ	嗅神経	感覚	嗅覚	非刺激性のにおいの強いものをかいでもらい調べる
Ⅱ	視神経	感覚	視覚	視力表や指数弁など。眼球を動かさず、検者が動かす目標が見える範囲で視野を調べる
Ⅲ	動眼神経	運動 自律	眼球運動と開眼 縮瞳	検者が動かす目標を目で追ってもらい調べる。ペンライトで反射を調べる
Ⅳ	滑車神経	運動	眼球運動	検者が動かす目標を目で追ってもらい調べる
Ⅴ	三叉神経	感覚 運動	顔面・鼻口腔粘膜・角膜の触覚と温痛覚 咀嚼	感覚は、綿棒などで触れて調べる。咀嚼は、歯をかみしめてもらい、あごが押さえられた状態で口を開けてもらう
Ⅵ	外転神経	運動	眼球運動	左右の眼球が正中線より外側へ動くかどうかを調べる
Ⅶ	顔面神経	運動 感覚 自律	表情筋の運動 舌前 2／3 の味覚 唾液と涙の分泌	表情筋は、ほほ笑む、口を開けて歯を見せるなどの動作をしてもらい調べる。味覚は、試料を用い調べる
Ⅷ	内耳神経	感覚	聴覚（蝸牛神経） 平衡・加速度感覚（前庭神経）	聴覚は音叉で調べる。平衡感覚は、直線の上を歩いてもらい調べる

Ⅸ	舌咽神経	感覚 運動 自律	咽喉頭・中耳道の知覚、舌後1/3の味覚 咽喉頭の運動(嚥下)、発声 唾液の分泌	ものを飲みこんでもらう、アーと発声する、口蓋と口蓋垂の動きをチェックする、舌圧子で軟口蓋に触れる、被験者に話してもらい、声のかすれをチェックするなどで調べる
Ⅹ	迷走神経	自律 運動 感覚	内臓支配 咽喉頭の運動(嚥下)、発声 外耳道の知覚、内臓の知覚	
Ⅺ	副神経	運動	首運動、肩の挙上	首を反対側に回転させるなどの動作の際に抵抗を加えて調べる
Ⅻ	舌下神経	運動	舌の運動	舌を突き出して、左右に動かしてもらう

2 神経支配

感覚神経の支配領域

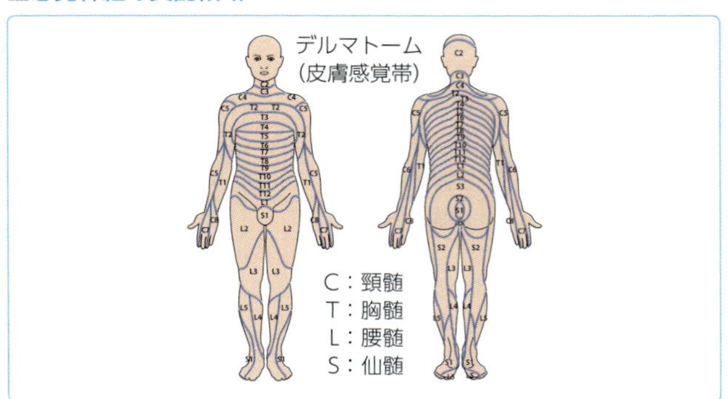

Ruge,D.: Spinal disorders. Lea&Febiger, Philadelphia, 1977. を改変して転載

■筋肉の神経支配

筋肉	運動神経	神経根レベル
僧帽筋	副神経	C3 − **4**
三角筋	腋窩神経	C**5** − 6
腕橈骨筋	橈骨神経	C**5** − **6**
上腕二頭筋	筋皮神経	C**5** − 6
橈側手根屈筋	正中神経	C6 − **7**
手根伸筋	橈骨神経	C**6** − **7**
上腕三頭筋	橈骨神経	C6, **7**, 8
手指伸筋	後骨間神経	C**7** − 8
尺側手根屈筋	尺骨神経	C7 − **8**, T1
骨間筋	尺骨神経	C**8**, T1
腸腰筋	大腿神経	L2, **3**, 4
大腿四頭筋	大腿神経	L2, **3**, 4
大腿内転筋	閉鎖神経	L**2**, **3**, 4
中殿筋	上殿部神経	L4, **5**, S1
大殿筋	下殿部神経	L5, S1, 2
膝屈筋群	坐骨神経	L5, S1, 2
下腿三頭筋	脛骨神経	S1, 2
足趾屈筋	脛骨神経	L**5**, S1
足趾骨間筋	足底神経	L5, S1, 2
前脛骨筋	深腓骨神経	L**4**, 5
足趾伸筋	深腓骨神経	L4, **5**

＊太字は優位神経根レベルを示す

- 末梢神経系は脳に起始する 12 対の脳神経と、脊髄に起始する 31 対の脊髄神経から構成される。
- 末梢神経系は体性神経と自律神経に分けられる。体性神経は運動神経と感覚神経、自律神経は交感神経と副交感神経に分けられる。

- 体性神経は皮膚・骨格筋・関節・眼・耳・鼻・舌などからの情報を中枢に伝える感覚神経と、中枢の指令を骨格筋に伝える運動神経からなる。

3 グラスゴーコーマスケール（GCS）

E	**開眼機能** Eye opening	4	自発的に、または普通の呼びかけで開眼する
		3	強く呼びかけると開眼する
		2	痛み刺激で開眼する
		1	痛み刺激でも開眼しない
V	**言語機能** Verbal response	5	見当識が保たれている
		4	会話は成立するが見当識が混乱
		3	発語はみられるが会話は成立しない
		2	意味のない音声
		1	発語みられず
M	**運動機能** Motor response	6	命令に従って四肢を動かす
		5	痛み刺激に対し手で払いのける
		4	指への痛み刺激に対して四肢を引っ込める
		3	痛み刺激に対して緩徐な屈曲運動
		2	痛み刺激に対して緩徐な伸展運動
		1	運動みられず

- 見当識とは自分自身や他者、現在の時間・空間の認識のこと。
- 各項目の点数を合計（E＋V＋M）で、意識障害の重症度とする。
- 最重症は３点、正常は 15 点。
- 記載例：E3V2M2

判定	15 点	14 点	9〜13 点	3〜8 点
	正常	軽症	中等症	重症

4 ジャパンコーマスケール（JCS、3-3-9 度）

Ⅰ	覚醒している（1 桁の点数で表現）	1（Ⅰ-1）	見当識は保たれているが意識清明ではない
		2（Ⅰ-2）	見当識障害がある
		3（Ⅰ-3）	自分の名前、生年月日がいえない
Ⅱ	刺激に応じて一時的に覚醒する（2 桁の点数で表現）	10（Ⅱ-1）	普通の呼びかけで開眼する
		20（Ⅱ-2）	大声で呼びかけたり、強く揺すると開眼する
		30（Ⅱ-3）	痛み刺激を加えつつ、呼びかけを続けるとかろうじて開眼する
Ⅲ	刺激しても覚醒しない（3 桁の点数で表現）	100（Ⅲ-1）	痛みに対して払いのけるなどの動作をする
		200（Ⅲ-2）	痛み刺激で手足を動かしたり、顔をしかめたりする
		300（Ⅲ-3）	痛み刺激に対し全く反応しない

〔注〕R（restlessness）：不穏状態、I（incontinence）：失禁、A（akinetic mutism, apallic state）：無動性無言・自発性喪失

● 記載例：JCS=20、JCS=300、JCS=10-R など

Memo

5 意識障害時の瞳孔所見と推定病変部位

正中位・同大	対光反射（+）
病変部位…大脳の広範な領域 **疾患**…代謝性脳症（低血糖など） 睡眠薬中毒	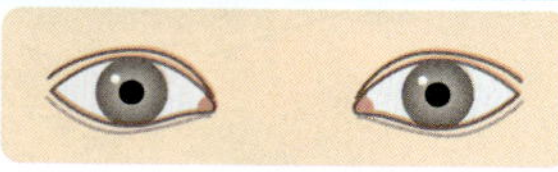 3〜4mm
両側の高度の縮瞳（pin-point pupils）	対光反射（+）
病変部位…橋 **疾患**…橋出血、脳幹部梗塞、 モルヒネ中毒	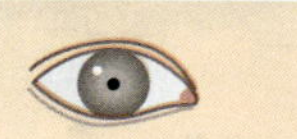 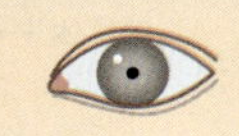 2mm 以下
両側同大	対光反射（−）
病変部位…中脳 **疾患**…視床出血、 正中ヘルニアを起こす疾患	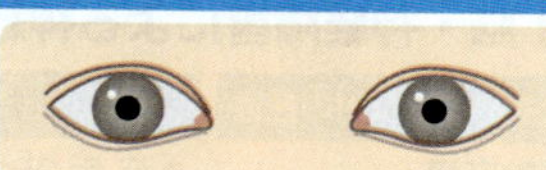 3〜4mm
一側性の散瞳（瞳孔不同：anisocoria）	散瞳側の対光反射（−）
病変部位…散瞳側の大脳半球（片側の小脳テント上の病変） **疾患**…脳浮腫や出血などの頭蓋内圧亢進、テント切痕ヘルニアを起こす疾患	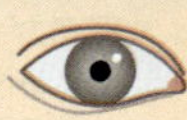 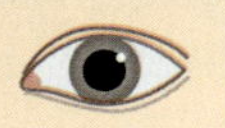 0.5mm 以上の差
両側の瞳孔散大	対光反射（−）
疾患…中脳障害、心停止	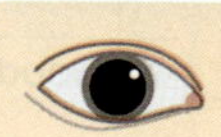 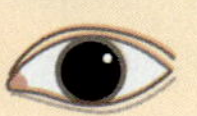 5mm 以上

■脳の各部名称

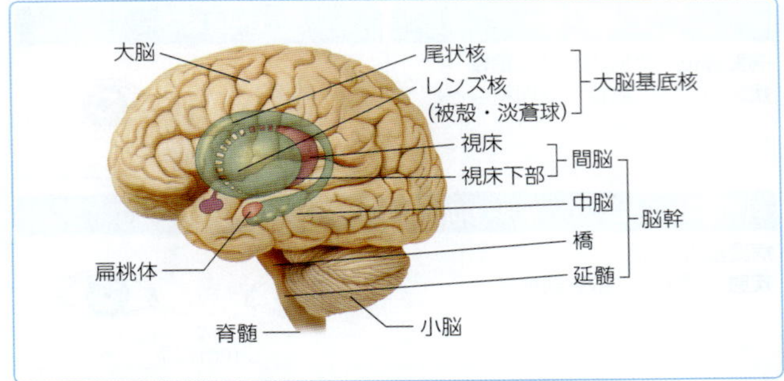

6 脳・神経障害による神経学的所見の見方

運動機能・反射の把握	方法		
運動麻痺	●徒手筋力テスト（MMT：manual muscle test）は、①各部位の筋力の測定、②その筋を支配する末梢神経から上位の神経障害の推定を目的に実施される ●患者が疲労していると正しく評価できないため、疲労している状態では実施しない。また、体位変換をできるだけ少なくするなど、疲労させない工夫が必要である		
	5	Normal（N）	強い抵抗を加えても、なお重力に打ち勝って全可動域を動かすことができる
	4	Good（G）	いくらかの抵抗を加えても、重力に打ち勝って全可動域を動かすことができる
	3	Fair（F）	抵抗を加えなければ、重力に打ち勝って全可動域を動かすことができる

	<table><tr><td>2</td><td>Poor（P）</td><td>重力による影響を取り除けば動かすことができる</td></tr><tr><td>1</td><td>Trace（T）</td><td>筋収縮は認められるが、関節は動かない</td></tr><tr><td>0</td><td>Zero（Z）</td><td>筋収縮も認められない</td></tr></table> ＊各段階の中間の筋力の場合、＋、－をつけることがある。ただし、3＋、2＋、2－以外の評価をつけることは望ましくない ●両腕を手のひらを上にして前方に水平に上げ、閉眼してもらい、そのままの位置に保つ。麻痺があると障害側の上肢は回内し、次第に下に落ちてくる（バレー徴候） 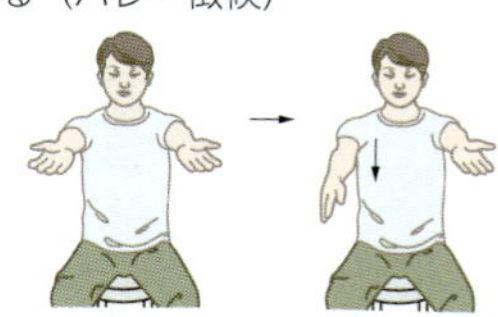 バレー徴候の例
深部反射、表在反射、病的反射	●膝蓋腱反射などの深部反射の亢進、足底反射などの表在反射の消失、病的反射（バビンスキー反射）の出現は、錐体路の障害（脳腫瘍・脳出血など）の徴候 **バビンスキー反射** 打鍵器で、足底の外縁をこすると足趾が扇状に広がる 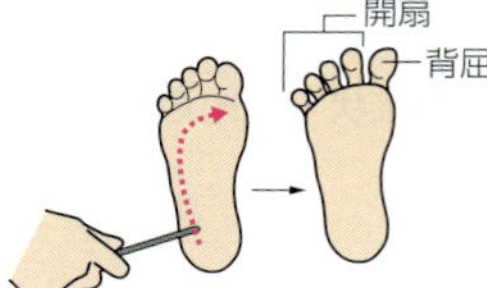

（次頁へ続く）

<table>
<tr><td>髄膜刺激症状</td><td>●項部硬直、ケルニッヒ徴候は、クモ膜下出血や髄膜炎の典型的症状

項部硬直
仰臥位で後頭部に手を添えゆっくり前屈させたとき、抵抗があり、痛みで顔をしかめるなどの反応がある

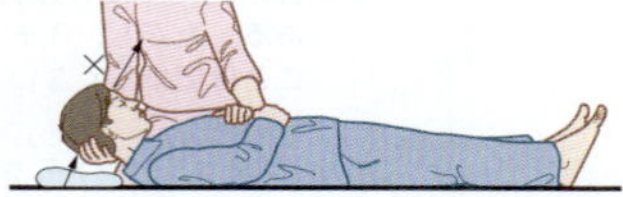

ケルニッヒ徴候
仰臥位で股関節・膝関節を 90 度に曲げ、膝関節を伸ばしたとき痛みなどの抵抗があって 135 度以上伸展できない

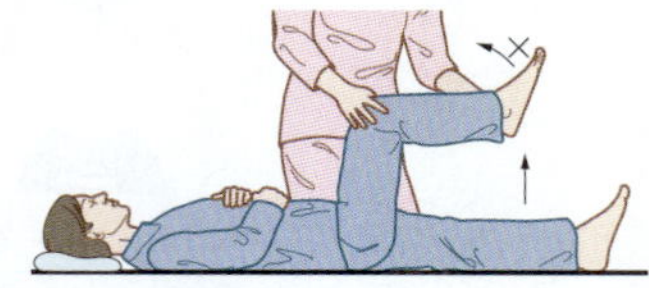

ブルジンスキー徴候
頸部を強く前屈すると股関節や膝関節が自動的に屈曲する。小児に出やすい

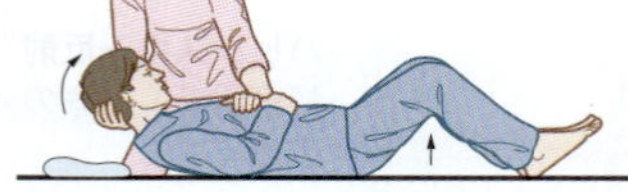</td></tr>
<tr><td>頭蓋内圧亢進症状</td><td>●頭痛、嘔気 / 嘔吐、意識障害・麻痺の出現 / 悪化、収縮期血圧の上昇・脈圧の拡大・心拍数の減少（クッシング現象）</td></tr>
</table>

7 意識障害の原因把握（AIUEO TIPS）

A	alcoholism	アルコール中毒、ビタミンB_1欠乏
I	insulin（糖尿病性昏睡）	高血糖（糖尿病性ケトアシドーシス、高浸透圧性非ケトン性昏睡）、低血糖
U	uremia	尿毒症、内分泌異常、低酸素血症
E	encephalopathy（脳症）	高血圧性脳症、肝性脳症、ウェルニッケ脳症
	electrolyte（電解質異常）	高カルシウム血症、低ナトリウム血症
	electorocardiogram（不整脈）	不整脈（アダムス・ストークス症候群*）
O	oxygen（呼吸障害・呼吸不全）	低酸素血症、CO_2ナルコーシス、過換気症候群
T	trauma（外傷）	頭部外傷
	temperature（高／低体温）	偶発性低体温症、熱中症、悪性症候群
I	infection（感染症）	髄膜炎、脳炎
	intoxication（中毒）	向精神薬、麻薬、鎮静薬
P	psychogeneic（精神疾患）	ヒステリー性、せん妄
S	stroke（脳血管障害）	脳梗塞、クモ膜下出血、脳内出血
	shock（ショック）	循環血液量減少、心拍出量低下
	seizure（けいれん）	てんかん

＊アダムス・ストークス症候群：不整脈が原因で意識を失くすこと

8 除脳姿勢

除皮質硬直	大脳皮質から間脳の障害がある場合にみられる、上肢を固く屈曲内転、下肢を伸展させた肢位 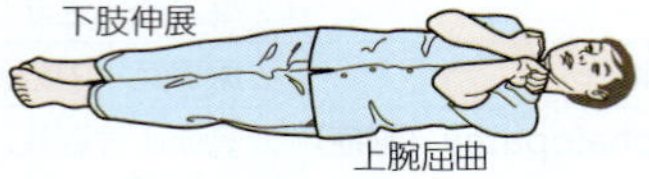
除脳硬直	障害が間脳から中脳・橋へ進んだ場合にみられる、上肢の極端な回内伸展と、下肢の伸展、体幹の伸展（反り返り） 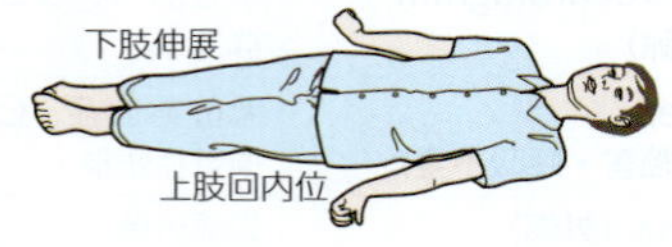

9 クモ膜下出血の重症度分類（Hunt and Kosnik 分類〔1974〕）

重症度	基準徴候
Grade 0	未破裂の動脈瘤
Grade Ⅰ	無症状か、最小限の頭痛および軽度の項部硬直をみる
Grade Ⅰa	急性の髄膜あるいは脳症状をみないが、固定した神経学的失調のあるもの
Grade Ⅱ	中等度から強度の頭痛、項部硬直をみるが、脳神経麻痺以外の神経学的失調はみられない
Grade Ⅲ	傾眠状態、錯乱状態、または軽度の巣症状を示すもの
Grade Ⅳ	昏迷状態で、中等度から重篤な片麻痺があり、早期除脳硬直および自律神経障害を伴うこともある
Grade Ⅴ	深昏睡状態で除脳硬直を示し、瀕死の様相を示すもの

Hunt WE, Kosnik EJ：Timing and perioperative care in intracranial aneurysm surgery. *Clin Neurosurg* 1974；21：79-89.

10 脳卒中重症度評価スケール（NIHSS〔NIH Stroke Scale〕）

評価項目	評価分類
1a．意識水準	□0：完全覚醒 □1：簡単な刺激で覚醒 □2：繰り返し刺激、強い刺激で覚醒 □3：完全に無反応
1b．意識障害－質問 (今月の月名および年齢)	□0：両方正解 □1：片方正解 □2：両方不正解
1c．意識障害－従命 (開閉眼、「手を握る・開く」)	□0：両方可能 □1：片方可能 □2：両方不可能
2．最良の注視	□0：正常 □1：部分的注視視野 □2：完全注視麻痺
3．視野	□0：視野欠損なし □1：部分的半盲 □2：完全半盲 □3：両側性半盲
4．顔面麻痺	□0：正常 □1：軽度の麻痺 □2：部分的麻痺 □3：完全麻痺
5．上肢の運動（右） ＊仰臥位のときは45度右上肢 N：切断、関節癒合	□0：90度*を10秒保持可能（下垂なし） □1：90度*を保持できるが、10秒以内に下垂 □2：90度*の挙上または保持ができない □3：重力に抗して動かない □4：まったく動きが見られない

（次頁へ続く）

上肢の運動（左） ＊仰臥位のときは 45 度左上肢 N：切断、関節癒合	□0：90 度*を 10 秒保持可能（下垂なし） □1：90 度*を保持できるが、10 秒以内に下垂 □2：90 度*の挙上または保持ができない □3：重力に抗して動かない □4：まったく動きが見られない
6．下肢の運動（右） N：切断、関節癒合	□0：30 度を 5 秒間保持できる（下垂なし） □1：30 度を保持できるが、5 秒以内に下垂 □2：重力に抗して動きが見られる □3：重力に抗して動かない □4：まったく動きが見られない
下肢の運動（左） N：切断、関節癒合	□0：30 度を 5 秒間保持できる（下垂なし） □1：30 度を保持できるが、5 秒以内に下垂 □2：重力に抗して動きが見られる □3：重力に抗して動かない □4：まったく動きが見られない
7．運動失調 N：切断、関節癒合	□0：なし □1：1 肢 □2：2 肢
8．感覚	□0：障害なし □1：軽度から中等度 □2：重度から完全
9．最良の言語	□0：失語なし □1：軽度から中等度 □2：重度の失語 □3：無言、全失語
10．構音障害 N：挿管または身体的障壁	□0：正常 □1：軽度から中等度 □2：重度

11. 消去現象と注意障害	□0：異常なし □1：視覚、触覚、聴覚、視空間、または自己身体に対する不注意、あるいは1つの感覚様式で2点同時刺激に対する消去現象 □2：重度の半側不注意あるいは2つ以上の感覚様式に対する半側不注意

Lyden P, Lu M, Jackson C, et al.：Underlying structure of the National Institutes of Health Stroke Scale：results of a factor analysis. NINDS tPA Stroke Trial Investigators. Stroke 1999；30：2347-2354.

- 脳卒中重症度評価スケールの1つ。各項目とも点数が高いほど重症度も高くなり、合計点は最高で42点。

11 中枢神経麻痺の評価方法（ブルンストロームステージ〔BRS：Brunnstrom recovery stage〕）

ステージ	内容	上肢	手指	下肢
Ⅰ	完全弛緩	弛緩性、随意反応なし		
Ⅱ	痙性・連合反応が見られる	大胸筋の連合反応、肩甲帯周囲、肩関節、肘関節に共同運動あり	指の屈曲運動がわずかに出現	内転位や中殿筋の連合反応あり、共同運動がわずかに出現
Ⅲ	共同運動が出現	随意的な屈曲、伸展共同運動	指の総握りが可能。集団伸展はほとんど不可能	随意的な屈曲・伸展共同運動あり

（次頁へ続く）

Ⅳ	分離運動が一部出現	肘関節伸展位での上肢挙上可 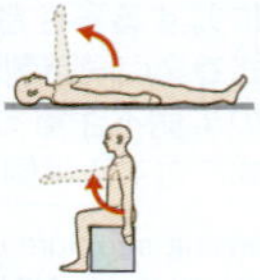	拇指の横つまみ可能、指の集団伸展が可能 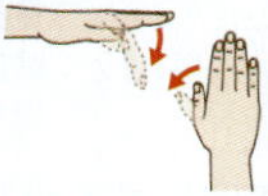	腰掛け座位で膝関節を 90 度以上屈曲できる 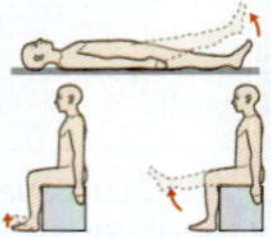
Ⅴ	分離運動が全般的に出現	肘関節伸展位での上肢挙上が頭上まで可能 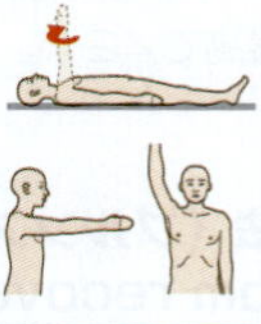	手掌つまみ、円筒握り、球握りが可能 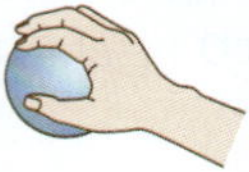	立位で、股関節を動かさないで膝関節屈曲が可能 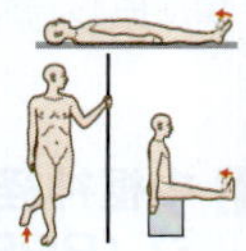
Ⅵ	すべての運動が分離	ほぼ正常の協調性のある運動が可能、健側と比べ稚拙		

Brunnstrom S：Moter testing procedures in hemiplegia：based on sequential recovery stages. Phys Ther 1966；46：357-375. / Sawner KA, La Vigne JM：Brunnstrom's Movement Therapy in Hemiplegia: A Neurophysiological Approach. 2nd ed. Lippincott, Philadelphia, 1992. を参考に作成

- 中枢神経麻痺に特有な運動パターンの変化を経時的に見ることができる麻痺の評価スケールである。
- MMT と区別するため、BRS はローマ数字Ⅰ～Ⅵを使用して表記する。BRS がⅤ以上であれば、MMT での評価も可能である。

消化器系

1 腹痛

腹痛の分類

	内臓痛	体性痛
発生機序	臓器の虚血、平滑筋の攣縮、過伸展	壁側腹膜や腸間膜、横隔膜の物理的・化学的刺激（炎症、捻転など）
性状	間欠的、鈍い痛み、疝痛	持続性、鋭い痛み
局在	不明瞭、放散痛・関連痛あり	限局
筋性防御	なし	あり
代表的疾患	イレウス、胆石症、尿路結石など	消化管穿孔、腹膜炎、子宮外妊娠破裂など

Memo

■腹膜刺激症状の代表的所見（腹腔内の炎症を示唆）

圧痛 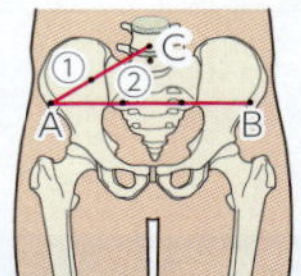	病変部位を圧迫したときに生じる疼痛 ①**マックバーニー点**：臍（C）と右上前腸骨棘（A）を結ぶ線を三等分した外側から1／3の点 ②**ランツ点**：左右上前腸骨棘（AとB）を結ぶ線を三等分した外側から1／3の点 ⇒マックバーニー点とランツ点の圧痛は、急性虫垂炎に特有
反跳痛 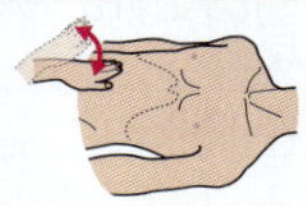	疼痛部をゆっくり圧迫していき、急に手を離したときに増強する疼痛 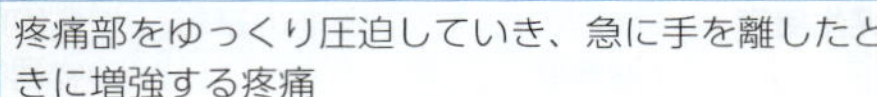
筋性防御 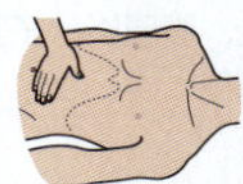	腹壁を手掌で圧迫した際に、板のように硬い手応え
踵落とし試験 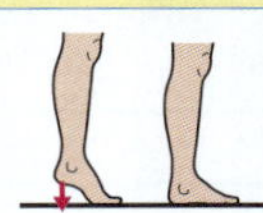	爪先立ちの状態から急に踵を落としたときに下腹部に疼痛が生じるかをみる

Memo

2 腹部打診音分類

鼓音	ガスが貯留している腸管、胃
濁音	肝臓、脾臓、充満した膀胱、便の貯留している腸管、腹水、腫瘍

● 腹部の４領域を、右上腹部から時計回りに打診する。打診を行う前に*、視診・聴診・触診を行い、総合的に評価することを忘れない。

＊打診・触診で腸蠕動を刺激すると腸蠕動音が亢進することがある

3 腸蠕動音の聴診の判断

	正常	頻度の異常		性状の異常
		減弱・消失	亢進	金属音
聴こえ方	「グルグル」「ゴロゴロ」「グーグー」などの音（グル音 gurgle）が、５秒から15秒に１回聴取される	１分間聴取されない場合に、減弱、消失と断定するには、腹部の１か所で最低でも2〜3分以上聴診を続けたうえで判断する	正常な割合以上に頻繁に、強い「ゴロゴロ」とした音が連続で聴取される	「カンカン」など、金属がぶつかり合ったような高い音が聴取される
腸管の状態と原因	腸管運動が正常な状態	腸管運動が低下または停止している状態 原因：便秘、麻痺性イレウス、腹膜炎など	腸管運動が活発な状態 原因：下痢、胃腸炎、単純性イレウスなど	腸管が狭窄・閉塞し、腸管の運動が活発な状態 原因：単純性イレウス、複雑性イレウスなど

4 イレウス

腸閉塞とイレウスの違い

腸閉塞

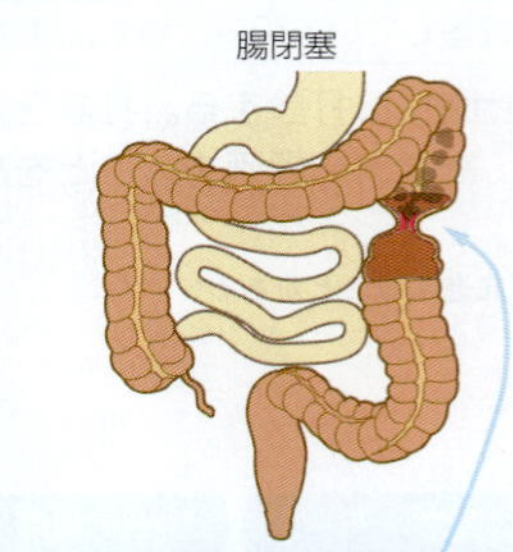

腸管内腔が閉塞することによって生じる

イレウス（腸管麻痺）

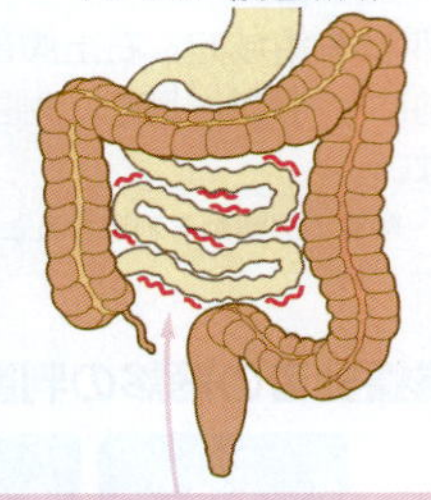

腸管蠕動が低下して生じる

腸閉塞の原因	イレウス（腸管麻痺）の原因
術後の癒着、狭窄 腫瘍（大腸がんなど） ヘルニア（鼠径、大腿、臍、閉鎖孔） 内ヘルニア 腸捻転 腸重積 食物・便・異物・胆石・寄生虫塊 上腸間膜動脈症候群 その他	（開腹）術直後 炎症（汎発性腹膜炎など） 腸管血流障害（上腸間膜動脈閉塞症、腸管壊死など） 薬剤 脳梗塞など中枢疾患 平滑筋疾患 電解質異常 鉛中毒 脊髄損傷 ヒステリー その他

真弓俊彦，富田章仁，馬庭幸詩，他：新しい概念でチェック！ 腸閉塞イレウス．エキスパートナース 2017；33（7）：57．より引用

腸閉塞・イレウスの分類

腸閉塞	単純性腸閉塞 (閉塞性腸閉塞)	先天性、異物、腸管壁の器質的変化（瘢痕、腫瘍、癒着、屈曲、索状物、圧迫）などによる機械的閉塞
	複雑性腸閉塞 (絞扼性腸閉塞)	腸重積、腸軸捻転症、腸管結節形成、腹腔内腸嵌頓、ヘルニア嵌頓などによる腸管への血流障害
イレウス	麻痺性イレウス	薬剤、感染（腹膜炎）、電解質異常などによる腸管運動の麻痺
	痙攣性イレウス	ヒステリーなどによる神経性、モルヒネ・鉛などの中毒性による腸管の痙攣

各種腸閉塞・イレウスの特徴

	腹痛	発熱	ショック	腸雑音	圧痛	WBC
単純性腸閉塞	疝痛	−	−〜+	亢進	−	正常〜軽度増加
複雑性腸閉塞	持続的激痛	+	+	亢進	+	増加
麻痺性イレウス	基礎疾患による	基礎疾患による	基礎疾患による	減弱〜消失	基礎疾患による	基礎疾患による

- 腸閉塞・イレウスの症状には、腹痛・嘔吐・排ガスや排便の停止・腹部膨満がある。
- 腸閉塞では、腸雑音の亢進、金属音（メタリックサウンド）、腸蠕動不穏が生じる。
- 麻痺性イレウスでは、腸雑音が消失する。
- 腹部単純Ｘ線で、鏡面形成像（ニボー像）が見られる。

5 消化管出血

■吐血・下血の性状と出血部位

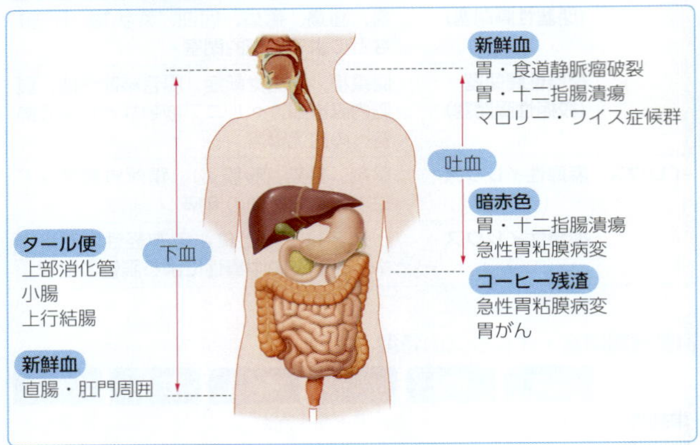

■タール便

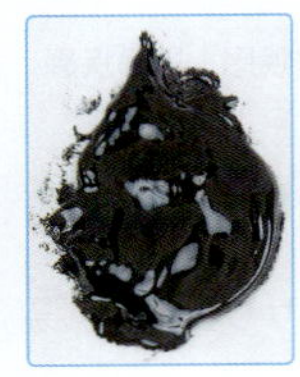

- タールのように真っ黒でネバネバした便をタール便という。

■便潜血反応

グアヤック法（化学反応法）	10mL 以上の出血で陽性	食物、薬剤などで疑陽性あり
ラテックス法（酵素免疫反応法）	3 回連続検査で検出率が高まる	前処置が不要

6 ダンピング症候群

	特徴	対策
早期ダンピング症候群	食後30分以内に起こる全身症状（動悸、めまい、熱感、脱力感、頭重など）と腹部症状（下痢、嘔気・嘔吐、腹部膨満など）	●分割食 ●時間をかけて食べる ●食後および症状出現時には臥床し、安静を保つ ●飲み物は、食事中を避け、食事と食事の間にとる
後期ダンピング症候群	食事の2〜3時間後に起こる低血糖症状（脱力感、冷汗、めまい、頭痛、意識障害など）	●血糖チェック ●間食をとる ●外出時など発作の心配があるときは、早めにアメなどを食べておく

- 早期ダンピング症候群は、胃貯留機能の低下・消失で、食事内容が急激に小腸に流入することによる循環動態の変化と自律神経機能の失調により起こる。
- 後期ダンピング症候群は、食物の急激な腸内流入により、過血糖→インスリン過分泌が起こり、反応性低血糖をきたした状態である。

Memo

7 肝予備能の評価：Child-Pugh 分類（肝硬変の重症度分類）

	1点	2点	3点
肝性脳症	ない	軽度	ときどき昏睡
腹水	ない	少量	中等量
血清ビリルビン値 (mg/dL)	< 2.0	2.0〜3.0	> 3.0
血清アルブミン値 (g/dL)	> 3.5	2.8〜3.5	< 2.8
プロトロンビン時間* (%) (INR**)	> 70 < 1.7	40〜70 1.7〜2.3	< 40 > 2.3

＊　プロトロンビン時間は％か INR のどちらかを選択

＊＊　international normalized ratio；国際標準化比

各項目のポイントを加算し、A（軽症）〜C（重症）の重症度を判定する。

A：5〜6 点、B：7〜9 点、C：10 〜15 点

日本肝癌研究会編：臨床・病理　原発性肝癌取扱い規約 第６版．金原出版，東京，2015：15．より改変して転載

Memo

8 肝性脳症の昏睡度分類（犬山シンポジウム 1981）

昏睡度	精神症状	参考事項
I	睡眠 - 覚醒リズムの逆転 多幸気分、時に抑うつ状態 だらしなく、気にとめない状態	回顧的（Retrospective）にしか判定できない場合が多い
II	指南力（時、場所）障害、物を取り違える（confusion） 異常行動（例：お金をまく、化粧品をゴミ箱に捨てるなど） 時に傾眠状態（普通の呼びかけで開眼し会話ができる） 無礼な言動があったりするが、医師の指示に従う態度をみせる	興奮状態がない 尿便失禁がない 羽ばたき振戦あり
III	しばしば興奮状態またはせん妄状態を伴い、反抗的態度を見せる。傾眠傾向（ほとんど眠っている） 外的刺激で開眼しうるが、医師の指示に従わない、または従えない（簡単な命令には応じる）	羽ばたき振戦あり（患者の協力が得られる場合）指南力は高度に障害
IV	昏睡（完全な意識の消失） 痛み刺激に反応する	刺激に対して払いのける動作、顔をしかめるなどが見られる
V	深昏睡　痛み刺激にも全く反応しない	

犬山シンポジウム記録刊行会編：A 型肝炎・劇症肝炎．第 12 回犬山シンポジウム，中外医学社，東京，1982：124．より引用

Memo

口腔

1 口腔ケア アセスメントシート

月　　日

氏名：＿＿＿＿＿　男性・女性　＿＿＿歳　カルテ番号＿＿＿＿＿ 疾患名および合併症＿＿＿＿＿＿＿＿＿＿	
① ADL ②意識レベル （JCS） ③呼吸 ④栄養 ⑤嘔吐 ⑥外傷 ⑦出血傾向 ⑧易感染状態	挿管　無：room air、鼻カニューレ、マスク 有：経口、経鼻、気管切開 経口（　　）、経管（　　）、静脈（中心、末梢） 無・有（　　　） 無・有：部位（　　　　） 無・有（　　　） 無・有（　　　）	使用薬剤
開口量	横指　開口への協力：可・不可	
唾液の分泌	正常・乾燥・粘稠・流涎	
嚥下障害	無・有	
口臭	無・有	
歯	歯数（　　　）、う蝕、動揺、破折、 食物残渣、歯垢、歯石	
有床義歯（入れ歯）	無・有　使用・保管（　　　）	

	発赤	腫脹	潰瘍	出血	その他
舌 歯肉 粘膜（頬・口蓋・ 口底・口腔前庭） 口唇					

アセスメント	セルフケア能力
ケアの方法	歯ブラシ・スポンジブラシ・綿棒・舌ブラシ・（　　　　） デンタルリンス・（　　　　） イソジン®ガーグル、ハチアズレ®、コンクールF・（　　　　）
実施時刻	

岸本裕充：ナースのための口腔ケア 実践テクニック．照林社，東京，2002：80．より引用

- 口腔内には、億を超える数の常在菌が棲息（せいそく）している。口腔内常在菌が唾液などにより嚥下され、感染などを起こす危険性もある。そのため、口腔ケアを行って清潔に保つ努力をしなければならない。
- 摂食の有無にかかわらず、口腔内は時間が経つにつれ、汚れるものと考え、時間を定めたケアが必要である。

2 舌苔付着度の分類

第1度	1／3 程度の薄い舌苔
第2度	2／3 程度の薄い舌苔、もしくは1／3 程度の厚い舌苔
第3度	2／3 程度以上の薄い舌苔、もしくは 2／3 程度の厚い舌苔
第4度	2／3 程度以上の厚い舌苔

小島健：舌苔の臨床的研究. 日本口腔外科学会雑誌 1985；31（7）：1663. より引用

- 舌苔は、健康な成人でも少量付着している。しかし、多量の舌苔は口臭の原因となるため、スポンジブラシや舌ブラシなどで除去する必要がある。

3 化学療法に伴う口腔粘膜炎のグレード分類（CTCAE v4.0）

Grade 1	Grade 2	Grade 3	Grade 4	Grade 5
口腔粘膜炎症状*がない、または軽度の症状がある；治療を要さない	中等度の疼痛；経口摂取に支障がない；食事の変更を要する	高度の疼痛；経口摂取に支障がある	生命を脅かす；緊急処置を要する	死亡

有害事象共通用語規準 v4.0 日本語訳 JCOG 版（略称：CTCAE v4.0-JCOG 2011 年 4 月 25 日版）
＊口腔粘膜炎症状：水疱、白斑、びらん、潰瘍、歯肉出血などがある

- 抗がん剤や放射線治療など、副作用として口内炎を引き起こす薬剤・治療法がある。アセスメント時には、患者の原疾患や服用薬剤についても気を配る必要がある。
- 出血傾向、疼痛のある患者に対しては、無理な口腔ケアによって口内炎の悪化をきたす場合もあるため、特に注意してケアを行う。

Memo

皮膚・爪

1 皮膚の外観

スキンアセスメント

項目	所見	項目	所見
色調	青紫色(チアノーゼ)	湿潤度	乾燥
	ピンク		湿潤
	赤		浸軟
	褐色	皮膚局所	血管変化
	茶色		血管腫
	蒼白		点状出血
	黄疸		紫斑
温度	冷たい		皮下出血
	温かい		発疹などの病変
	熱い		瘢痕
緊張度(ツルゴール)	正常		
	低下(戻り遅い)		

Memo

2 皮膚色の変化

皮膚の色	機序	主な原因
青紫（チアノーゼ）	還元ヘモグロビンの増加	心疾患や疾患による低酸素血症、先天性心疾患（右左短絡）、不安や寒冷環境、メトヘモグロビン血症
蒼白	メラニンの減少	白斑、白皮症、癜風
	血流の低下	交感神経緊張、寒冷、ショック
	酸化ヘモグロビンの減少	貧血
赤色	血流の増加、血管拡張	発熱、興奮、局所的な炎症、高血圧、アルコール摂取
桜桃色	一酸化炭素ヘモグロビンの増加	一酸化炭素中毒
黄色	黄疸（ビリルビンの増加、眼球強膜が黄色く見える）	肝・胆道系疾患、膵がん、溶血性貧血
	カロチン血症（眼球強膜は黄色く見えない）	黄色果物や黄色野菜からのカロチン摂取増加
褐色	メラニンの増加	アジソン病、ヘモクロマトーシス、がん悪液質、日光への曝露、妊娠（黒皮症）

植木純，宮脇美保子監修・編集：ポケット版看護に生かすフィジカルアセスメント．照林社，東京，2007：89 より一部改変して転載

Memo

 3 皮膚病変

さまざまな皮膚病変

斑（はん）

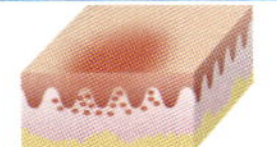

平坦(触診で触れない)で限局性の皮膚の変色。直径 1cm 以上

発疹

丘疹（きゅうしん）

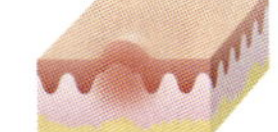

隆起性(触診で触れる)で限局性の病変。直径 1cm 未満のもの

膨疹（ぼうしん）

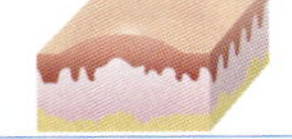

一過性の限局性浮腫。隆起、形とも不整

結節（けっせつ）

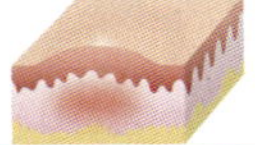

丘疹の大きい(直径 1～2cm)もの。堅く、限局性

水疱（すいほう）

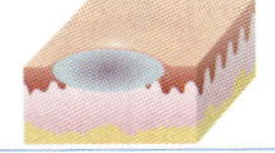

内部に漿液を含む限局性の隆起。直径 1cm 未満

膿疱（のうほう）

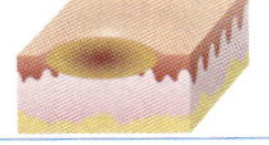

小水疱の内容が膿性の滲出液のもの

嚢腫（のうしゅ）

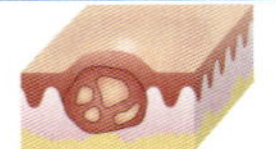

限局性で液体や半固体を内容とする袋状の腫瘤

びらん

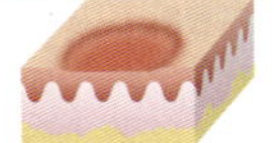

表皮の組織が欠損したもの。瘢痕を残さず再生する

潰瘍（かいよう）

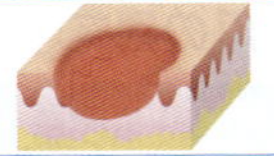

真皮まで及ぶ組織の欠損。底辺に出血、滲出液、膿汁がある

膿瘍（のうよう）

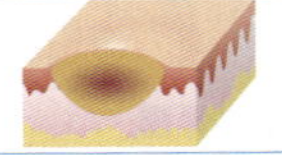

真皮や皮下組織に膿が貯留したもの

痂皮（かひ）

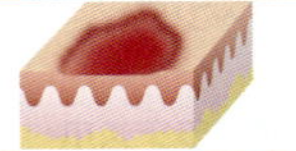

水疱、膿疱などが破れ、滲出液が乾燥・凝固したもの。かさぶた

瘢痕（はんこん）

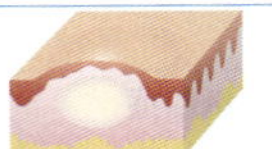

潰瘍、膿瘍などの組織欠損部が、肉芽組織で修復されたもの。傷跡

4 爪の構造

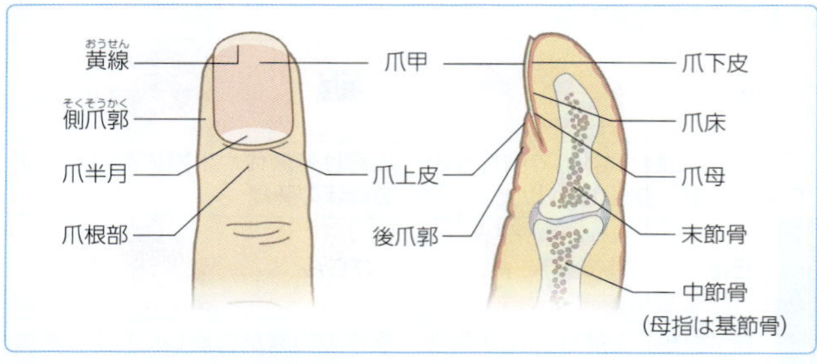

5 爪の異常①：爪の変形

変形の種類	特徴
陥入爪	●爪甲の側縁が皮膚に食い込み、炎症を起こして異常肉芽を形成したもの ●対応：足趾を清潔に保つ、ゆるめの履物を選ぶ、深爪をしない
爪下外骨腫	●爪の下の末節骨に骨増殖が起こり、爪の変形と疼痛が起こったもの。履物による慢性圧迫刺激や感染による反応性増殖によって起こる
スプーン爪	●爪が陥凹してスプーン状になること。鉄欠乏性貧血などに伴って起きる
ヒポクラテス爪(時計皿状爪)	●主として肺疾患患者に見られる。爪が大きく丸くなり、指を包み込むように変形する
ばち状指	●ヒポクラテス爪に、指の末端の肥厚が同時に起こった場合。肺疾患患者、先天性心疾患患者に見られる
爪甲剥離症	●爪がはがれる現象。先端より始まり徐々に進行するが、爪は脱落しない。カンジダ症、細菌感染、掌蹠多汗症、甲状腺機能亢進、テトラサイクリンの光過敏症などで見られる

6 爪の異常②：ばち状指の観察

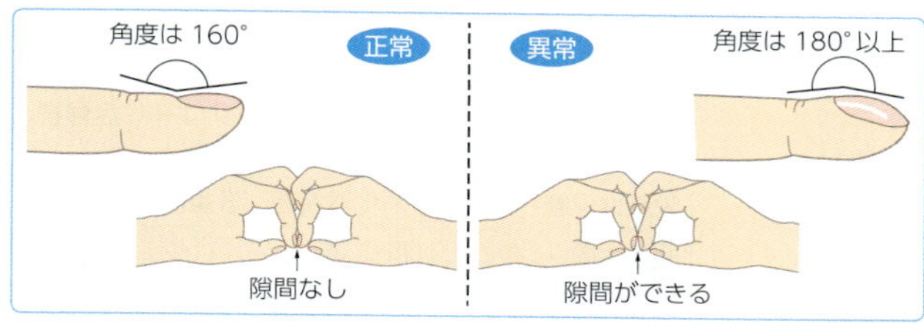

- ばち状指が見られたら、呼吸器疾患、心疾患、肝硬変、炎症性腸疾患を疑う。

7 浮腫

圧痕による浮腫のレベル

レベル 1 +	レベル 2 +	レベル 3 +	レベル 4 +
●圧迫するとわずかな圧痕ができるがすぐに消失する ●足部の外観は普通である	●圧迫すると少し深さのある圧痕ができ、レベル 1 +より圧痕が消退しにくい ●下腿の外観は変化なく見える	●圧迫すると深さがありはっきりした圧痕ができ、数秒間、圧痕が消えない ●足が腫脹していることが見てとれる	●圧迫するとレベル 3 に比べ、より深い圧痕ができ、消えにくい ●足は明らかに腫脹して見える

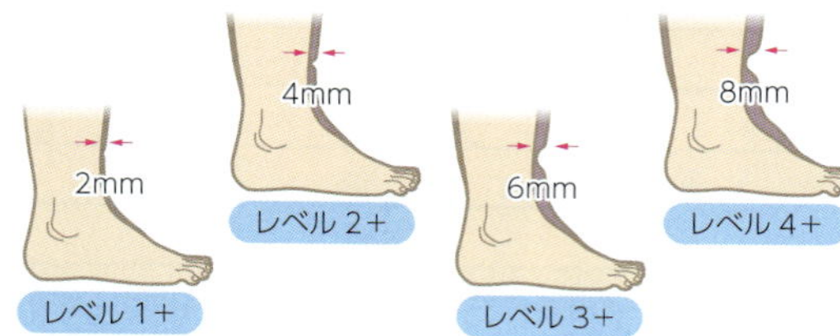

part 2 系統別項目 皮膚・爪

■浮腫の原因

1．全身性浮腫	心性浮腫	うっ血性心不全（心筋梗塞、弁膜症、心筋症、高血圧など）
	腎性浮腫	急性腎炎、ネフローゼ症候群、急性・慢性腎不全
	栄養性浮腫	消化器疾患、低蛋白血症
	肝性浮腫	肝硬変
	内分泌性浮腫	甲状腺機能低下症
	薬剤性浮腫	ホルモン剤、非ステロイド抗炎症薬、降圧薬
	特発性浮腫	
2．局所性浮腫	炎症性浮腫	
	静脈還流障害性浮腫	静脈瘤、静脈血栓症、上大静脈症候群
	外傷性浮腫	
	腫瘍性浮腫	がんのリンパ節転移
	脳血管障害性浮腫	
	重力性浮腫	
	術後のリンパ浮腫	

Memo

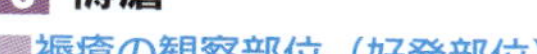

8 褥瘡

褥瘡の観察部位（好発部位）

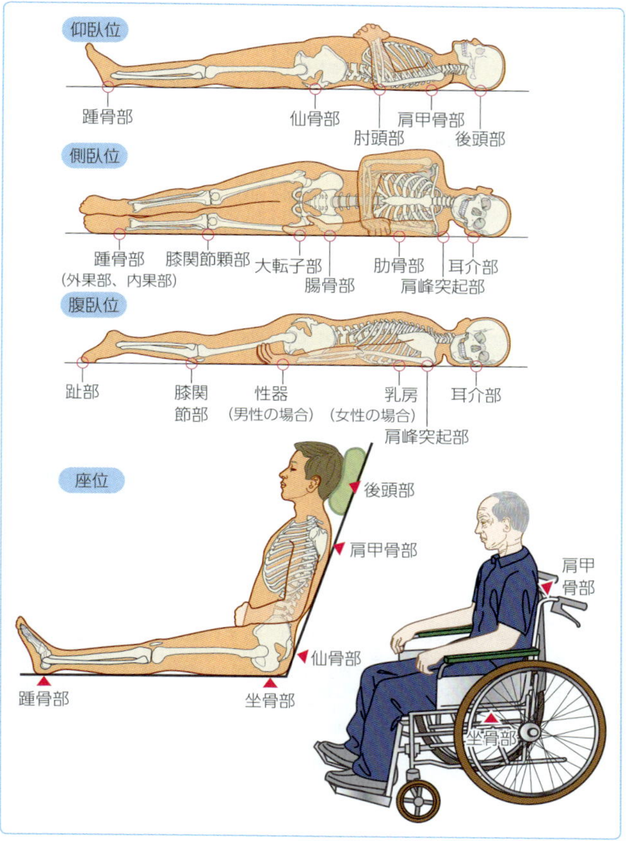

仰臥位

踵骨部
仙骨部
肘頭部
肩甲骨部
後頭部

側臥位

踵骨部
（外果部、内果部）
膝関節顆部
大転子部
腸骨部
肋骨部
肩峰突起部
耳介部

腹臥位

趾部
膝関節部
性器
（男性の場合）
乳房
（女性の場合）
肩峰突起部
耳介部

座位

後頭部
肩甲骨部
仙骨部
踵骨部
坐骨部
肩甲骨部
坐骨部

■日本語版ブレーデンスケール

患者氏名＿＿＿＿＿　評価者氏名＿＿＿＿＿　評価年月日＿＿＿＿＿

知覚の認知 圧迫による不快感に対して適切に反応できる能力	**1. 全く知覚なし** 痛みに対する反応（うめく、避ける、つかむなど）なし。この反応は、意識レベルの低下や鎮静による。あるいは、体のおおよそ全体にわたり痛覚の障害がある	**2. 重度の障害あり** 痛みにのみ反応する。不快感を伝えるときには、うめくことや身の置き場なく動くことしかできない。あるいは、知覚障害があり、体の1/2以上にわたり痛みや不快感の感じ方が完全ではない	**3. 軽度の障害あり** 呼びかけに反応する。しかし、不快感や体位変換のニードを伝えることが、いつもできるとは限らない。あるいは、いくぶん知覚障害があり、四肢の1、2本において痛みや不快感の感じ方が完全ではない部位がある	**4. 障害なし** 呼びかけに反応する。知覚欠損はなく、痛みや不快感を訴えることができる
湿潤 皮膚が湿潤にさらされる程度	**1. 常に湿っている** 皮膚は汗や尿などのために、ほとんどいつも湿っている。患者を移動したり、体位変換するごとに湿気が認められる	**2. たいてい湿っている** 皮膚はいつもではないが、しばしば湿っている。各勤務時間中に少なくとも1回は寝衣寝具を交換しなければならない	**3. 時々湿っている** 皮膚は時々湿っている。定期的な交換以外に、1日1回程度、寝衣寝具を追加して交換する必要がある	**4. めったに湿っていない** 皮膚は通常乾燥している。定期的に寝衣寝具を交換すればよい
活動性 行動の範囲	**1. 臥床** 寝たきりの状態である	**2. 座位可能** ほとんど、または全く歩けない。自力で体重を支えられなかったり、椅子や車椅子に座るときは、介助が必要であったりする	**3. 時々歩行可能** 介助の有無にかかわらず、日中時々歩くが、非常に短い距離に限られる。各勤務時間中にほとんどの時間を床上で過ごす	**4. 歩行可能** 起きている間は少なくとも1日2回は部屋の外を歩く。そして少なくとも2時間に1回は室内を歩く
可動性 体位を変えたり整えたりできる能力	**1. 全く体動なし** 介助なしでは、体幹または四肢を少しも動かさない	**2. 非常に限られる** 時々体幹または四肢を少し動かす。しかし、しばしば自力で動かしたり、または有効な（圧迫を除去するような）体動はしない	**3. やや限られる** 少しの動きではあるが、しばしば自力で体幹または四肢を動かす	**4. 自由に体動する** 介助なしで頻回にかつ適切な（体位を変えるような）体動をする

栄養状態 普段の食事摂取状況	1．不良 決して全量摂取しない。めったに出された食事の1/3以上を食べない。タンパク質・乳製品は1日2皿（カップ）分以下の摂取である。水分摂取が不足している。消化態栄養剤（半消化態、経腸栄養剤）の補充はない。あるいは、絶食であったり、透明な流動食（お茶、ジュースなど）なら摂取したりする。または、末梢点滴を5日間以上続けている	2．やや不良 めったに全量摂取しない。普段は出された食事の約1/2しか食べない。タンパク質・乳製品は1日3皿（カップ）分の摂取である。時々消化態栄養剤（半消化態、経腸栄養剤）を摂取することもある。あるいは、流動食や経管栄養を受けているが、その量は1日必要摂取量以下である	3．良好 たいていは1日3回以上食事をし、1食につき半分以上は食べる。タンパク質・乳製品を1日4皿（カップ）分摂取する。時々食事を拒否することもあるが、勧めれば通常補食する。あるいは、栄養的におおよそ整った経管栄養や高カロリー輸液を受けている	4．非常に良好 毎食おおよそ食べる。通常はタンパク質・乳製品を1日4皿（カップ）分以上摂取する。時々間食（おやつ）を食べる。補食する必要はない
摩擦とずれ	1．問題あり 移動のためには、中等度から最大限の介助を要する。シーツでこすれず体を動かすことは不可能である。しばしば床上や椅子の上でずり落ち、全面介助で何度も元の位置に戻すことが必要となる。痙攣、拘縮、振戦は持続的に摩擦を引き起こす	2．潜在的に問題あり 弱々しく動く。または最小限の介助が必要である。移動時皮膚は、ある程度シーツや椅子、抑制帯、補助具などにこすれている可能性がある。たいがいの時間は、椅子や床上で比較的よい体位を保つことができる	3．問題なし 自力で椅子や床上を動き、移動中十分に体を支える筋力を備えている。いつでも、椅子や床上でよい体位を保つことができる	
				合計点

訳：真田弘美（東京大学大学院医学系研究科）/ 大岡みち子（North West Community Hospital.IL.U.S.A.）

- ブレーデンスケールは、褥瘡発生のリスクをアセスメントするスケール。看護師が観察・介入可能な6項目を点数化する。「摩擦とずれ」は1～3点、他の5項目は1～4点で採点する。

●合計 6～23 点で、点数が低いほど褥瘡の発生リスクが高い。病院では 14 点以下、施設・在宅では 17 点以下が危険点となる。

■K 式スケール

Version8-3

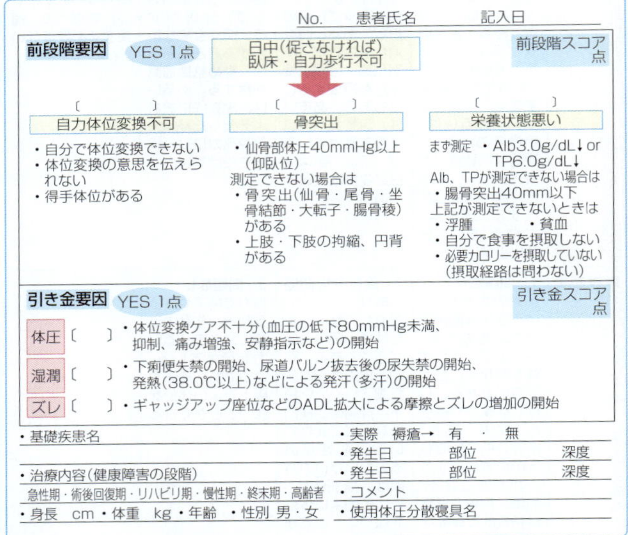

No.　患者氏名　記入日

前段階要因　YES 1点

日中(促さなければ)臥床・自力歩行不可

前段階スコア　点

〔　〕自力体位変換不可
- 自分で体位変換できない
- 体位変換の意思を伝えられない
- 得手体位がある

〔　〕骨突出
- 仙骨部体圧40mmHg以上(仰臥位)

測定できない場合は
- 骨突出(仙骨・尾骨・坐骨結節・大転子・腸骨稜)がある
- 上肢・下肢の拘縮、円背がある

〔　〕栄養状態悪い

まず測定 ・Alb3.0g/dL↓ or TP6.0g/dL↓

Alb、TPが測定できない場合は
- 腸骨突出40mm以下

上記が測定できないときは
- 浮腫　・貧血
- 自分で食事を摂取しない
- 必要カロリーを摂取していない(摂取経路は問わない)

引き金要因　YES 1点

引き金スコア　点

体圧〔　〕・体位変換ケア不十分(血圧の低下80mmHg未満、抑制、痛み増強、安静指示など)の開始

湿潤〔　〕・下痢便失禁の開始、尿道バルン抜去後の尿失禁の開始、発熱(38.0℃以上)などによる発汗(多汗)の開始

ズレ〔　〕・ギャッジアップ座位などのADL拡大による摩擦とズレの増加の開始

- 基礎疾患名
- 治療内容(健康障害の段階)
  急性期・術後回復期・リハビリ期・慢性期・終末期・高齢者
- 身長　cm ・体重　kg ・年齢　・性別 男・女
- 実際　褥瘡→　有　・　無
- 発生日　部位　深度
- 発生日　部位　深度
- コメント
- 使用体圧分散寝具名

●K 式スケールは、日中をほとんど床上で過ごす患者を対象としている。以下に示す「前段階要因」と「引き金要因」の 2 側面で評価される。各 1 点で評価し、1 点でもあれば褥瘡発生危険状態とされている。

・前段階要因（3 点）：自力体位変換不可、骨突出、栄養状態が悪い

・引き金要因（3 点）：体圧、湿潤、ズレ

褥瘡の深さ分類

DESIGN-R® 深さ（2008）	NPUAP 分類（2007 改訂版）
d0 皮膚損傷・発赤なし	－
－	**DTI 疑い** 圧力および / またはせん断力によって生じる皮下軟部組織の損傷に起因する、限局性の紫または栗色の皮膚変色、または血疱
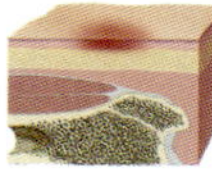 **d1** 持続する発赤	**ステージⅠ** 通常骨突出部位に限局する消退しない発赤を伴う、損傷のない皮膚。暗色部位の明白な消退は起こらず、その色は周囲の皮膚と異なることがある
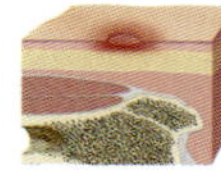 **d2** 真皮までの損傷	**ステージⅡ** スラフを伴わない、赤色または薄赤色の創底をもつ、浅い開放潰瘍として現れる真皮の部分欠損。破れていないまたは開放した／破裂した血清で満たされた水疱として現れることがある
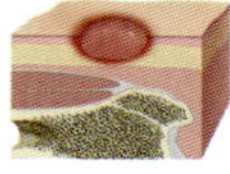 **D3** 皮下組織までの損傷	**ステージⅢ** 全層組織欠損。皮下脂肪は確認できるが、骨、腱、筋肉は露出していないことがある。スラフが存在することがあるが、組織欠損の深度が分からなくなるほどではない。ポケットや瘻孔が存在することがある
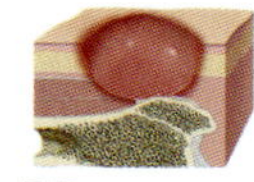 **D4** 皮下組織を超える損傷 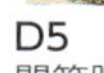 **D5** 関節腔・体腔に至る損傷	**ステージⅣ** 骨、腱、筋肉の露出を伴う全層組織欠損。黄色または黒色壊死が創底に存在することがある。ポケットや瘻孔を伴うことが多い
U 深さ判定が不能な場合	**判定不能** 創底で、潰瘍の底面がスラフ（黄色、黄褐色、灰色または茶色）および／またはエスカー（黄褐色、茶色、または黒色）で覆われている全層組織欠損

日本褥瘡学会編：褥瘡ガイドブック　第２版．照林社，東京，2015：20．より一部改変して転載

DESIGN-R® 褥瘡経過評価用

Depth 深さ 創内の一番深い部分で評価し、改善に伴い創底が浅くなった場合、		
d	0	皮膚損傷・発赤なし
	1	持続する発赤
	2	真皮までの損傷
Exudate 滲出液		
e	0	なし
	1	少量：毎日のドレッシング交換を要しない
	3	中等量：1日1回のドレッシング交換を要する
Size 大きさ 皮膚損傷範囲を測定：[長径(cm)×長径と直交する最大		
s	0	皮膚損傷なし
	3	4未満
	6	4以上 16未満
	8	16以上 36未満
	9	36以上 64未満
	12	64以上 100未満
Inflammation/Infection 炎症／感染		
i	0	局所の炎症徴候なし
	1	局所の炎症徴候あり（創周囲の発赤、腫脹、熱感、疼痛）
Granulation 肉芽組織		
g	0	治癒あるいは創が浅いため肉芽形成の評価ができない
	1	良性肉芽が創面の90％以上を占める
	3	良性肉芽が創面の50％以上90％未満を占める
Necrotic tissue 壊死組織 混在している場合は全体的に多い病態を		
n	0	壊死組織なし
Pocket ポケット 毎回同じ体位で、ポケット全周（潰瘍面も含め）		
p	0	ポケットなし

部位［仙骨部、坐骨部、大転子部、踵骨部、その他（　　　　　　　　）］

＊1："短径"とは"長径と直交する最大径"である。

＊2：深さ（Depth：d, D）の得点は合計点には加えない。

＊3：持続する発赤の場合も皮膚損傷に準じて評価。

日本褥瘡学会：DESIGN-R®. http://www.jspu.org/jpn/member/pdf/design-r.pdf（2018.3.14アクセス）より一部改変して転載

カルテ番号（　　　　　）患者氏名（　　　　　）

			月／日	／
これと相応の深さとして評価する				
D	3	皮下組織までの損傷		
	4	皮下組織を超える損傷		
	5	関節腔、体腔に至る損傷		
	U	深さ判定が不能の場合		
E	6	多量：1日2回以上のドレッシング交換を要する		
径(cm)]*3				
S	15	100以上		
I	3	局所の明らかな感染徴候あり（炎症徴候、膿、悪臭など）		
	9	全身的影響あり（発熱など）		
G	4	良性肉芽が、創面の10%以上50%未満を占める		
	5	良性肉芽が、創面の10%未満を占める		
	6	良性肉芽が全く形成されていない		
もって評価する				
N	3	柔らかい壊死組織あり		
	6	硬く厚い密着した壊死組織あり		
[長径(cm)×短径*1(cm)]から潰瘍の大きさを差し引いたもの				
P	6	4未満		
	9	4以上16未満		
	12	16以上36未満		
	24	36以上		
			合計*2	

● DESIGN-R®（2013）は、日本褥瘡学会が開発した褥瘡経過評価および重症度分類の測定ツールである。深さ以外の6項目の合計点を表記し、点数が高いほど重症である。

骨・関節・筋肉

1 関節可動域（ROM）

主な関節可動域（ROM）上肢

部位	参考図	部位	参考図
肩甲帯 肩（肩甲帯の動きを含む）	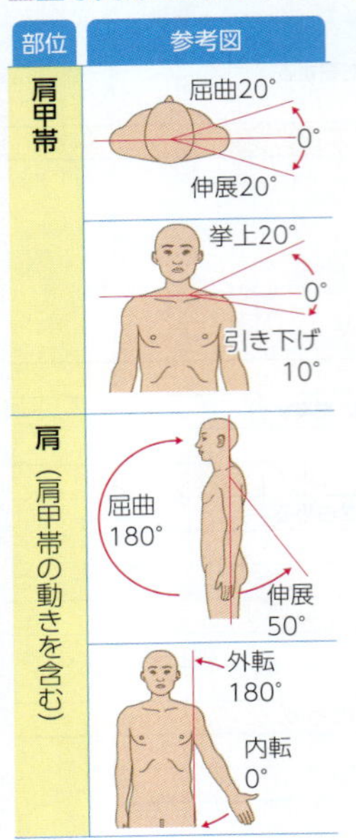	肩（肩甲帯の動きを含む） 肘 前腕 手	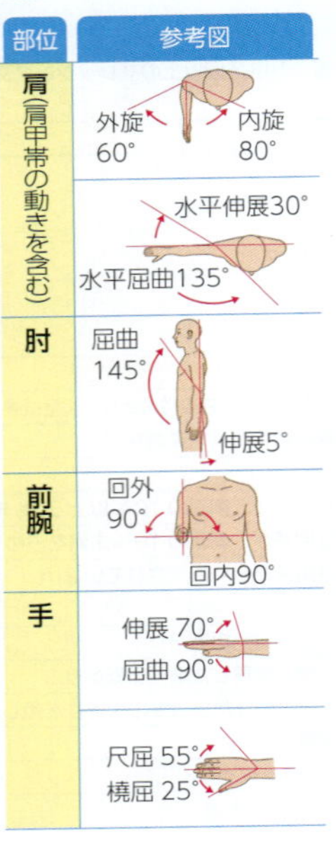

主な関節可動域（ROM）下肢

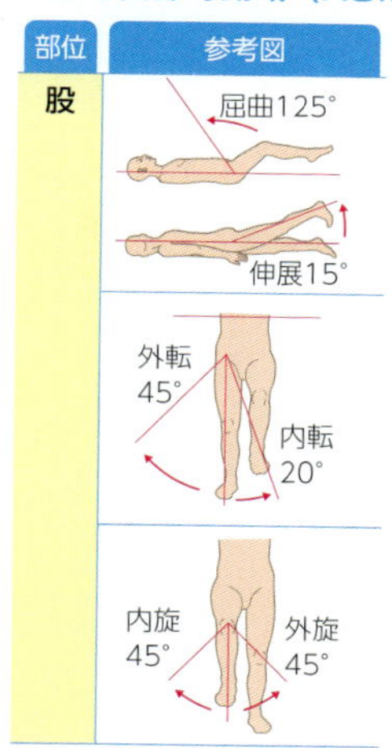

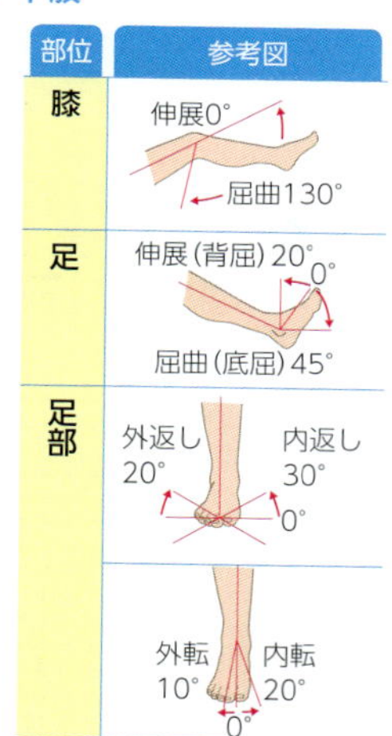

- 関節可動域（ROM：range of motion）テストは、関節の動く範囲を測定するためのテストで、リハビリテーションにおける共通理解に役立つ。
- 拘縮（こうしゅく）などにより、関節の動きに制限が生じると、ADL 上さまざまな支障をきたすため、患者の ROM を把握することは重要である。

Memo

2 関節の動き

■内転・外転／内反・外反

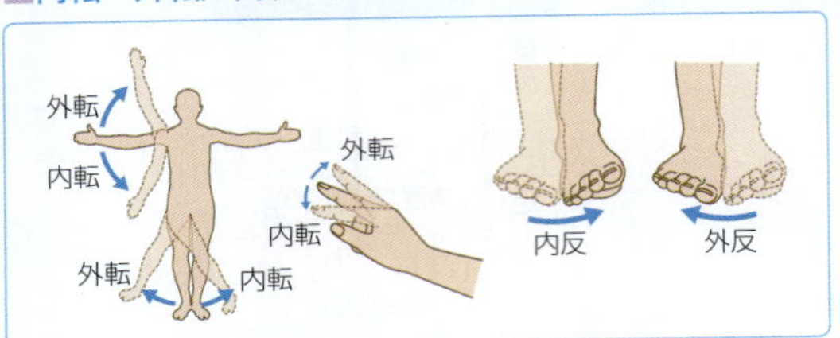

■内旋・外旋

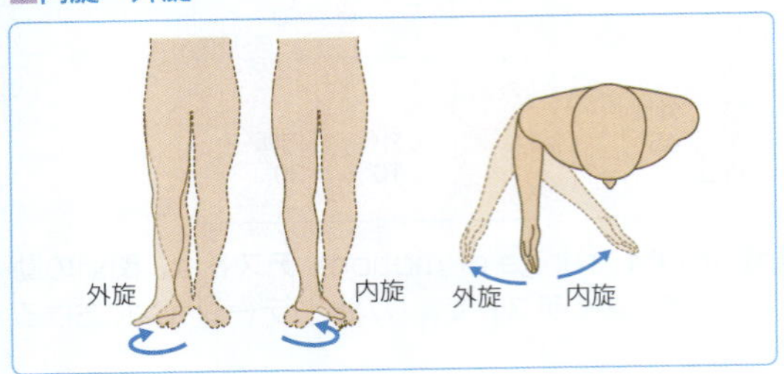

■屈曲・伸展

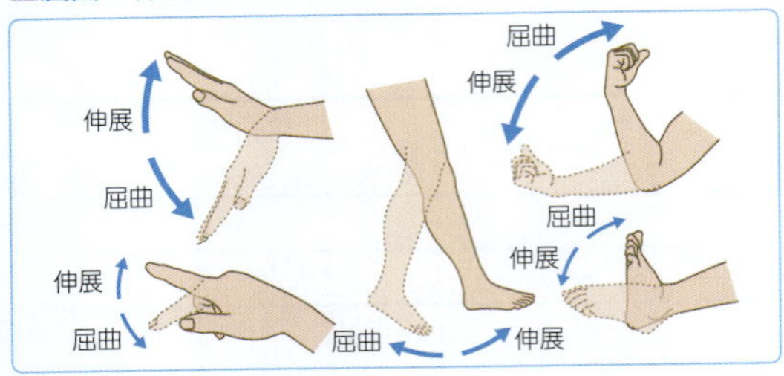

3 異常歩行

	特徴	障害部位
痙性片麻痺歩行 (円かき歩行)	足を前に出すときに股関節を中心に伸ばした下肢で円を描くように歩く	片側錐体路障害
痙性対麻痺歩行 (はさみ足歩行)	両足をはさみのように組み合わせて歩く	両側錐体外路障害
失調性歩行	筋肉の協調がうまく行われず、不安定でよろめくように歩く	大脳・小脳・脊髄性障害による運動失調
パーキンソン歩行 小刻み歩行、 すくみ足、 加速歩行、 突進歩行	**小刻み歩行**：足はあまり床から上げず、すり足で、手を振らずに小刻みに歩く **すくみ足歩行**：歩き始めの第一歩がなかなか踏み出せない **加速歩行**：最初はゆっくりだが、歩き出すと早足となってしまい止まることができない **突進歩行**：押されたときや坂道などで止まれなくなり、突進して歩く	錐体外路障害
垂足歩行 (鶏歩行)	垂れ足になり、足を高く上げ、つま先から投げ出すように歩く	下肢運動ニューロン（腓骨神経麻痺）
動揺性歩行 （アヒル歩行、トレンデレンブルグ歩行）	傍脊柱筋の筋力低下により、脊柱の前彎を伴い、腰を左右に揺すって歩く	肢体筋の障害

4 肢位

基本肢位と良肢位（ポジショニング）

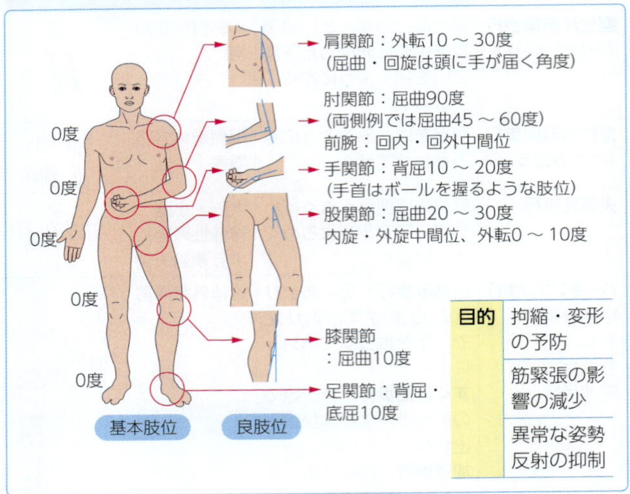

目的	拘縮・変形の予防
	筋緊張の影響の減少
	異常な姿勢反射の抑制

Memo

仰臥位時の正しいポジショニング

股関節・膝関節
- 軽度外転（15度くらい）
- 股関節、膝関節、第3趾が直線となる位置

肩関節
- 外転位で肩が後方に引かれないよう、必要時、小枕、バスタオルの使用

肘関節
- 肘関節は伸展位
- 前腕は回内

足関節
- 軽度の底屈（30度くらい）
- 筋緊張の低下した患者には必要時、足底板使用

30度

手指
- 筋緊張の低下した患者にはタオルなどを軽く握ってもらう

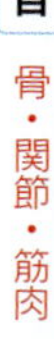

Memo

Memo

part
3

状態別のチェック項目

- 栄養
- 排泄
- 睡眠
- 感染

栄養

1 主な栄養指標

身体測定	計算式	基準値
体格指数（BMI：body mass index） 例：体重 50kg、 身長 160cm	**体重（kg）／身長（m）^{2}** 例：50 ÷（1.6 × 1.6）= 19.53 ≒ 19.5	18.5〜25
理想体重（IBW）(kg)： BMI = 22 例：身長 160cm	**身長（m）^{2} × 22** 例：1.6 × 1.6 × 22 = 56.32 ≒ 56.3kg	
%理想体重（% IBW）： 理想体重に対する実測体重の比率 例：上記例	**%IBW ＝実測体重 ÷ 理想体重× 100（%）** 例：50 ÷ 56.3 × 100 = 88.8%	± 10%以内
%体重変化（%UBW）： 通常時体重に対する実測体重の比率	**% UBW ＝（通常時体重－実測体重）÷ 通常時体重× 100（%）**	10%以内
上腕三頭筋部皮厚（TSF）	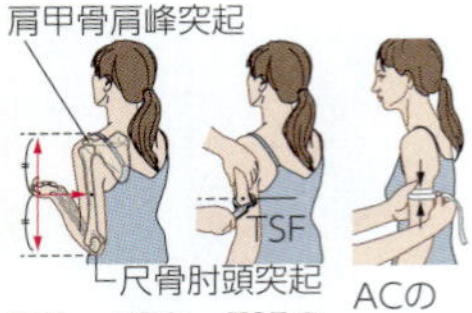 肩甲骨肩峰突起 TSF 尺骨肘頭突起 TSF、ACの測定部位 TSFの測定 ACの測定	男：18.3mm 女：15.8mm
上腕周囲長（AC）		男：27.4cm 女：25.8cm
上腕筋囲（AMC）	**AMC = AC − 0.314 × TSF**	男：24.8cm 女：21.0cm

血液・生化学的指標	ヘモグロビン（Hb）、ヘマトクリット（Ht）、総リンパ球数、総蛋白（TP）、アルブミン（Alb）*、トランスフェリン（Tf）、プレアルブミン（PA）（トランスサイレチン［TTR］）、レチノール結合蛋白（RBP）

＊アルブミン（Alb）値：3.5g/dL以上は正常。3.0～3.5g/dLは軽度栄養障害、2.5～3.0g/dLは中等度栄養障害、2.5g/dL以下は高度栄養障害

2 必要エネルギー量

必要エネルギー量（kcal／日）
＝BEE（基礎エネルギー消費量）×活動係数×ストレス係数

BEE（基礎エネルギー消費量）kcal／日

ハリス・ベネディクト（Harris-Benedict）の式

男性 66.47＋13.75×W＋5.00×H－6.78×A

女性 655.10＋9.56×W＋1.85×H－4.68×A

W：体重（kg）、H：身長（cm）、A：年齢

活動因子と活動係数	
寝たきり（意識低下状態）	1
寝たきり（覚醒状態）	1.1
ベッド上安静	1.2
ベッド外活動	1.3～1.4
労働作業	1.5～1.7

ストレス因子とストレス係数	
飢餓状態	0.5～0.9
術後（合併症なし）	1
小手術	1.2
中等度手術	1.2～1.4
大手術	1.3～1.5
長管骨骨折	1.1～1.3
がん	1.1～1.3
腹膜炎／重症感染症	1.2～1.4
敗血症／多発外傷	1.2～1.4
多臓器不全	1.2～1.4
熱傷	1.2～2.0

3 主観的包括的評価（SGA）で用いる項目

<table>
<tr><th colspan="2">分類</th><th>項目</th></tr>
<tr><td>1．病歴</td><td>1）体重変化</td><td>過去６か月の体重減少：
減少量＝［　　］kg；%減少率＝［　　］%
過去２週間の体重変化：
□増加　□変化なし　□減少</td></tr>
<tr><td></td><td>2）食事摂取状況の変化</td><td>（通常時と比較）
□変化なし
□変化あり
　持続期間：［　　　　　］月・週・日
食事内容：□固形食　□経管栄養
□経静脈栄養　□その他（　　　　　）</td></tr>
<tr><td></td><td>3）消化器症状</td><td>（２週間以上持続）
□なし　□悪心　□嘔吐
□下痢　□食欲不振</td></tr>
<tr><td></td><td>4）身体機能</td><td>□機能不全なし
□機能不全あり
　持続期間：［　　　　　］月・週・日
　タイプ：□労働制限　□歩行可能
　　　　　□寝たきり</td></tr>
<tr><td></td><td>5）基礎疾患と栄養必要性の関係</td><td>診断名：
［　　　　　　　　　　　　　　］
代謝機能亢進に伴うエネルギー必要量／ストレス：
□なし　□軽度　□中等度　□高度</td></tr>
<tr><td colspan="2">2．身体所見</td><td>（スコア：０＝正常、１＝軽度、２＝中等度、３＝高度）
皮下脂肪の減少（上腕三頭筋、胸部）：［　　］
筋肉量の減少（上腕四頭筋、三角筋）：［　　］
くるぶしの浮腫：［　　］
仙骨部の浮腫：［　　］
腹水：［　　］</td></tr>
</table>

3．主観的包括的栄養評価	（1つ選択） □A＝栄養状態良好 □B＝中等度の栄養不良 □C＝高度の栄養不良

- 主観的包括的評価（subjective global assessment；SGA）は、患者への問診と病歴および簡単な身体症状等から、実施者が主観的に評価を行う栄養アセスメント法。
- 特別な器具や装置を必要とせずに簡単に実施できることから、栄養状態の初期評価法（スクリーニング）に用いられる。

4 肥満度分類

判定	低体重	普通体重	肥満（1度）	肥満（2度）	肥満（3度）	肥満（4度）
BMI *	18.5未満	18.5以上 25未満	25以上 30未満	30以上 35未満	35以上 40未満	40以上

日本肥満学会編：肥満症診療ガイドライン2016．日本肥満学会，2016．より引用

＊ BMI（Body Mass Index）＝体重［kg］÷身長［m^2］

注1）ただし、肥満（BMI≧25）は、医学的に減量を要する状態とは限らない。なお、標準体重（理想体重）はもっとも疾病の少ないBMI 22を基準として、標準体重（kg）＝身長（m）^{2} × 22で計算された値とする。

注2）BMI≧35を高度肥満と定義する。

5 体重変化の解釈

%理想体重	80～90%	軽度栄養障害
	70～79%	中等度栄養障害
	～69%	高度栄養障害
%体重変化	1～2%／1週間	有意な体重変化と判定
	5%以上／1か月	
	7.5%以上／3か月	
	10%以上／6か月以上	

part 3 状態別項目 栄養

6 1日の推定エネルギー必要量（kcal/日）

年齢	男性 身体活動レベル[1]			女性 身体活動レベル[1]		
	I	II	III	I	II	III
0~5（月）	—	550	—	—	500	—
6~8（月）	—	650	—	—	600	—
9~11（月）	—	700	—	—	650	—
1~2（歳）	—	950	—	—	900	—
3~5（歳）	—	1300	—	—	1250	—
6~7（歳	1350	1550	1700	1250	1450	1650
8~9（歳）	1600	1850	2100	1500	1700	1900
10~11（歳）	1950	2250	2500	1850	2100	2350
12~14（歳）	2300	2600	2900	2150	2400	2700
15~17（歳）	2500	2850	3150	2050	2300	2550
18~29（歳）	2300	2650	3050	1650	1950	2200
30~49（歳）	2300	2650	3050	1750	2000	2300
50~69（歳）	2100	2450	2800	1650	1900	2200
70以上（歳）[2]	1850	2200	2500	1500	1750	2000
妊婦（付加量）[3] 初期				＋50	＋50	＋50
中期				＋250	＋250	＋250
末期				＋450	＋450	＋450
授乳婦（付加量）				＋350	＋350	＋350

厚生労働省：日本人の食事摂取基準（2015年版）. http://www.mhlw.go.jp/file/04-Houdouhappyou-10904750-Kenkoukyoku-Gantaisakukenkouzoushinka/0000041955.pdf（2018.4.5 アクセス）より引用

1　身体活動レベルは、低い、ふつう、高いの3つのレベルとして、それぞれI、II、IIIで示した
2　主として70~75歳ならびに自由な生活を営んでいる対象者に基づく報告から算定した
3　妊婦個々の体格や妊娠中の体重増加量、胎児の発育状況の評価を行うことが必

要である
注１：活用に当たっては、食事摂取状況のアセスメント、体重およびBMIの把握を行い、エネルギーの過不足は、体重の変化またはBMIを用いて評価すること。
注２：身体活動レベルⅠの場合、少ないエネルギー消費量に見合った少ないエネルギー摂取量を維持することになるため、健康の保持・増進の観点からは、身体活動量を増加させる必要があること。

7 身体活動レベルと日常生活の内容

身体活動レベル	低い（Ⅰ） 1.50 （1.40～1.60）	普通（Ⅱ） 1.75 （1.60～1.90）	高い（Ⅲ） 2.00 （1.90～2.20）
日常生活の内容	生活の大部分が座位で、静的な活動が中心の場合	座位中心の仕事だが、職場内での移動や立位での作業・接客等、あるいは通勤・買物・家事、軽いスポーツ等のいずれかを含む場合	移動や立位の多い仕事への従事者。あるいは、スポーツなど余暇における活発な運動習慣をもっている場合

8 脱水と必要水分量

■脱水の重症度

重症度	軽症	中等症	重症
心拍数	正常～頻脈	頻脈	頻脈、徐脈
呼吸数	正常	正常～頻呼吸	呼吸数とパターンの変化
血圧	正常	正常か低下	低下
粘膜	湿潤	乾燥	重度の乾燥
大泉門・眼窩の陥没	平坦	やや陥没	明らかに陥没

（次頁へ続く）

皮膚ツルゴール	正常	やや低下	明らかに低下
皮膚色	やや蒼白	蒼白	チアノーゼ
尿量	正常	減少	無尿
BUN	正常	やや増加	増加
体重減少	3～5%減少	6～9%減少	10%以上減少
水分喪失量	40～50mL/kg	60～90mL/kg	100mL/kg 以上

■脱水の重症度と輸液投与量の目安

重症度	臨床所見	喪失体液重	輸液量の目安
軽症	なし	0～4%	維持量＋ 0～1L
中等症	粘膜の乾燥	4～8%	維持量＋ 1～2L
重症	上記に加え皮膚ツルゴール低下	8～12%	維持量＋ 2～4L
最重症	上記に加え起立性低血圧、頻脈またはショック	12%以上	維持量＋ 4L ＋α

- 1 日当たりの輸液投与量の計算式
  投与量／日＝欠乏量×(1／3～1／2)＋維持輸液量（成人では2,000mL/ 日)＋予測喪失量

9 嚥下障害

■摂食・嚥下の観察内容

観察項目・症状	観察ポイント	考えられる主な病態・障害
食物の認識	ボーとしている。キョロキョロしている	食物の認知障害、注意散漫
食器・食具の使用	口に到達する前にこぼす	麻痺、失調、失行、失認

食事内容	特定のものを避けている	口腔期・咽頭期・味覚の障害、唾液分泌低下、口腔内疾患
一口量	一口量が極端に多い癖、習慣、口腔内の感覚低下	
口からのこぼれ	こぼれてきちんと口に入っていない	取り込み障害、口唇・頬の麻痺
咀嚼	下顎の上下運動だけで、回旋運動がない	咬筋の障害
	硬いものが噛めない	う歯、義歯不適合、歯周病など
嚥下反射が起こるまで	長時間口にため込む。努力して嚥下している	口腔期・咽頭期の障害
	上を向いて嚥下している	送り込み障害
むせ	特定のもの（汁物など）でむせる	誤嚥、咽頭残留
	食事のはじめにむせる	誤嚥、不注意
	食事の後半にむせる	誤嚥、咽頭残留、疲労、筋力低下、胃食道逆流
咳	食事中、食事後に咳が集中する	誤嚥、咽頭残留、胃食道逆流
声	食事中、食後に声が変化する	誤嚥、咽頭残留
食事時間、摂食のペース	1食に30〜45分以上かかる。極端に早く口に頬張る	認知障害、取り込み障害、送り込み障害など
食欲	途中から食欲がなくなる	認知障害、誤嚥、咽頭残留、体力低下
疲労	食事の途中から元気がない、疲れる	誤嚥、咽頭残留、体力低下

藤島一郎編著：嚥下障害ポケットマニュアル 第3版．医歯薬出版，東京，2011：43．より一部改変して転載

Logemannの誤嚥の分類

嚥下前誤嚥	●嚥下反射開始前に誤嚥 ●食塊のコントロールができずに、嚥下反射が起こる前、あるいは喉頭閉鎖前に誤嚥する ●嚥下反射惹起障害が主体である病態
嚥下中誤嚥	●嚥下反射開始から終了までの間の誤嚥 ●嚥下反射は起こるが喉頭閉鎖不全となる病態
嚥下後誤嚥	●嚥下反射終了後の誤嚥 ●嚥下後、咽頭残留が気道内に侵入する誤嚥 ●上食道括約筋の機能不全、咽頭機能不全となる病態

嚥下のスクリーニングテスト

検査名	方法	判定
反復唾液嚥下テスト(RSST)	人差し指で舌骨を、中指で甲状軟骨を触れ、30秒間に何回空嚥下できるか観察する 甲状軟骨が指を十分に乗り越えた場合を嚥下とし、これをカウントする	3回
改訂水飲みテスト	冷水3mLを嚥下してもらい、その後反復嚥下を2回促す 評価点が4点以上なら最大2度テストを施行し、最低点を評点とする	**1**：嚥下なし、むせるand／or呼吸切迫 **2**：嚥下あり、呼吸切迫（不顕性誤嚥の疑い） **3**：嚥下あり、呼吸良好、むせるand／or湿性嗄声 **4**：嚥下あり、呼吸良好、むせない **5**：4に加えて反復嚥下が30秒以内に2回可能

フードテスト	茶さじ1杯（3～4g）のプリンを摂食、反復嚥下を2回促す 評価点が4点以上なら最大2度テストを施行し、最低点を評点とする	**1**：嚥下なし、むせるand／or呼吸切迫 **2**：嚥下あり、呼吸切迫（不顕性誤嚥の疑い） **3**：嚥下あり、呼吸良好、むせるand／or湿性嗄声、口腔内残留中等度 **4**：嚥下あり、呼吸良好、むせない、口腔内残留ほぼなし **5**：4に加えて反復嚥下が30秒以内に2回可能

日本摂食嚥下リハビリテーション学会医療検討委員会：摂食嚥下障害の評価【簡易版】2015, 日本摂食嚥下リハビリテーション学会, 2015. をもとに作成

■嚥下の精査検査

検査名	方法	目的
VE（嚥下内視鏡検査）	内視鏡を挿入した状態で食物を摂取する	**1**：咽頭期の機能的異常の診断 **2**：器質的異常の評価 **3**：代償的方法、リハビリテーション手技の効果確認 **4**：患者・家族・スタッフへの教育指導
VF（嚥下造影検査）	X線透視下で造影剤入りの食物を摂取する	**1**：症状と病態の関係を明らかにする **2**：食物・体位・摂食方法などの調節により治療に反映させる

日本摂食・嚥下リハビリテーション学会医療検討委員会：嚥下内視鏡検査の手順2012改訂（修正版）. 日本摂食・嚥下リハビリテーション学会, 2012.
日本摂食・嚥下リハビリテーション学会医療検討委員会：嚥下造影の検査法（詳細版）日本摂食・嚥下リハビリテーション学会医療検討委員会2011版案. 日本摂食・嚥下リハビリテーション学会, 2011. をもとに作成

排泄

1 便の性状

	正常	異常
形状	固形・ソフト	硬便、軟便、泥状便、水様便、粘液便、兎糞便
量	100～250g／日	食物・繊維性食品の摂取、下痢・便秘で変化
回数	1～2回／日	便秘*：3日以上排便がない状態、または毎日排便があっても残便感がある状態 ＊2017年発行の「慢性便秘症診療ガイドライン」では、便秘の定義を次のように定めている。「本来体外に排出すべき糞便を十分量かつ快適に排出できない状態」
pH	6.9～7.2	アルカリ性が正常、下痢便は酸性
色調 黄	黄褐色	血便、鮮血便、タール便、灰白色便、黄土色便

2 ブリストル便形状スケール

1. コロコロ便	硬くてコロコロのウサギの糞状の排便困難な便
2. 硬い便	ソーセージ状の硬い便
3. やや硬い便	表面にひび割れのあるソーセージ状の便
4. 普通便	表面がなめらかで軟らかいソーセージ状、あるいは蛇状のようなとぐろを巻いた便
5. やや軟らかい便	水分が多く、やや軟らかい便

6. 泥状便	境界がほぐれて、ふにゃふにゃの不定形の小片便、泥のような便	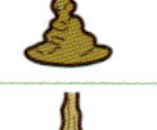
7. 水様便	水様で、固形物を含まない液体状の便	

3 慢性便秘（症）の分類

原因分類		症状分類	分類・診断のための検査方法	専門的検査による病態分類	原因となる病態・疾患
器質性	狭窄性		大腸内視鏡検査、注腸X線検査など		大腸がん、クローン病、虚血性大腸炎など
器質性	非狭窄性	排便回数減少型	腹部X線検査、注腸X線検査など		巨大結腸など
器質性	非狭窄性	排便困難型	排便造影検査など	器質性便排出障害	直腸瘤、直腸重積、巨大直腸、小腸瘤、S状結腸瘤など
機能性		排便回数減少型	大腸通過時間検査など	大腸通過遅延型	特発性 症候性：代謝・内分泌疾患、神経・筋疾患、膠原病、便秘型過敏性腸症候群など 薬剤性：向精神薬、抗コリン薬、オピオイド系薬など
機能性		排便回数減少型	大腸通過時間検査など	大腸通過正常型	経口摂取不足（食物繊維摂取不足を含む） 大腸通過時間検査での偽陰性など
機能性		排便困難型	大腸通過時間検査、排便造影検査など	大腸通過正常型	硬便による排便困難・残便感（便秘型過敏性腸症候群など）

（次頁へ続く）

		排便造影検査など	機能性便排出障害	骨盤底筋協調運動障害 腹圧（怒責力）低下 直腸感覚低下 直腸収縮力低下　など

日本消化器病学会関連研究会，慢性便秘の診断・治療研究会：慢性便秘症診療ガイドライン2017．南江堂，東京，2017：3．より引用

4 便秘：日本語版便秘評価尺度（CAS）

質問項目	点
1. おなかが張った感じ、ふくれた感じ	
2. 排ガス量の減少	
3. 排便の回数の減少	
4. 直腸に内容物が充塡している感じ	
5. 排便時の肛門の痛み	
6. 便の量の減少	
7. 便の排泄状態	
8. 下痢または水様便	
合計	点

深井喜代子，杉田明子，田中美穂：日本語版便秘評価尺度の検討．看護研究 1995；28（3）：201-208．より抜粋，改変

- CAS（constipation assessment scale）は、便秘に伴う不快症状を評価するスケールである。各項目「大いに問題あり：2点」「いくらか問題あり：1点」「まったく問題なし：0点」として合計点を算出。5点以上の場合を看護上問題とすべき便秘とする。
- 評価期間を最近1か月間とする。特に女性の場合は月経周期の影響が出るため、注意が必要である。
- 便秘が長期にわたると腸管内にガスが発生しやすくなり、腹部膨満、悪心・嘔吐、食欲不振などが起こる。

- 基礎疾患がある患者の場合、排便困難による強い怒責により、食道静脈瘤破裂や心筋梗塞・脳血管障害を誘発する危険性もあるため、適切な看護介入が必要となる。

5 下痢の分類

分類		原因	
急性下痢	感染性下痢、中毒性下痢、その他	感染性	大腸菌、ロタウイルス、アデノウイルス、ブドウ球菌、ノロウイルスなど
		非感染性	抗癌薬、急性膵炎、寒冷、心不全、虚血性腸炎、薬剤性（抗菌薬、ジギタリス）、偽膜性腸炎など
慢性下痢	感染症、器質的疾患、ホルモン産生腫瘍（ガストリンなど）、消化管術後、機能的疾患	感染性	AIDS、アメーバ赤痢、腸結核など
		非感染性	潰瘍性大腸炎、クローン病、腸切除後、過敏性腸症候群など

6 下痢のアセスメント

重症度		アセスメント	介入
重症の徴候	● **脱水** 舌の乾燥、皮膚の緊張（ツルゴール）の低下、起立性低血圧、頻脈 ● **炎症** 血便、発熱 ● **1日6回以上の下痢**	● 頻脈、血圧の低下、BUN・Ht値の上昇、尿量の減少などから脱水の程度を把握する ● 低カリウム血症、代謝性アシドーシスなどの電解質異常の有無を確認する	ただちに、体液・電解質補正を行い、水分出納管理を行う必要がある

（次頁へ続く）

	●意識レベルの低下 ●48 時間以上の持続 ●強い腹痛 ●高齢（70 歳以上） ●免疫不全患者	●その他の合併症の把握、免疫力や抵抗力が低下している場合は感染が全身に拡大し、敗血症、DIC（播種性血管内凝固症候群）、MOF（多臓器不全）の危険性がある
重症の徴候はないが、腹痛や発熱などを伴う下痢		

宇佐美眞，白坂大輔編：消化器内科ケア．照林社，東京，2010：75 より一部改変して転載

- 下痢によって電解質異常や脱水に陥ることが多い。バイタルサイン、検査データを把握する。
- 感染性腸炎の場合、下痢のほかに発熱や嘔吐が一緒に出現している場合がある。
- 発熱によりエネルギー消費量が増加し、これによって抵抗力や免疫力の低下を招きやすい。
- 嘔吐によって吐き出される胃酸に含まれる水素イオンの喪失により、代謝性アルカローシスを引き起こす。
- 小児・高齢者はより急速に症状が発現し、重篤な転帰をとることが多い。

7 尿の性状

	正常	異常		異常の原因／疾患
量	1000～1500mL／日	乏尿	500mL／日以下	水分摂取量不足、水分喪失増加、腎血流量減少、腎機能低下
		多尿	3000mL／日以上	水分摂取量増加、糖尿病、尿崩症、SIADH、腎不全回復期
回数	5～6 回／日	頻尿	10 回／日以上	膀胱炎、前立腺肥大、神経因性膀胱、多尿、心因性

比重	1.015〜1.025	高比重	1.030 以上	糖尿病、発熱、下痢、嘔吐、心不全、ネフローゼ症候群
		低比重	1.010 以下	尿崩症、多量の水分摂取、腎不全、利尿薬
pH	4.8〜7.5	アルカリ尿	7.4 以上	呼吸性・代謝性アルカローシス、尿路感染、アルカリ性薬物や食品の摂取
		酸性尿	4.5 以下	呼吸性・代謝性アシドーシス、発熱、酸性の薬品、運動後
色調	淡黄色	水様透明	**希釈尿**：尿崩症、萎縮腎、糖尿病	
		褐色尿	濃縮尿（脱水、高熱時）、ミオグロビン尿	
		赤褐色	腎炎、結石症、尿路感染症、癌、出血性素因、特発性腎出血、溶血性貧血	
		黄色	**ビリルビン尿**：肝炎、肝硬変、胆道閉塞	
		乳白色	尿路感染症、転移癌	
		赤色透明	ヘモグロビン尿	

8 尿失禁の分類

分類	特徴	原因	膀胱尿道の異常
腹圧性尿失禁	●運動、笑い、咳で腹圧が上昇すると起こる突然の尿漏れ ●主に中年以降の女性	●加齢 ●出産 ●骨盤底筋群の筋力低下 ●尿道括約筋の筋力低下	●尿道緊張性の低下
溢流性尿失禁	●膀胱内の尿が溢れ出して漏れる ●残尿感、排尿困難を伴う	●骨盤内手術 ●糖尿病 ●前立腺肥大症 ●神経因性膀胱	●尿道の閉鎖・狭窄 ●膀胱の収縮力の低下

（次頁へ続く）

	●腹圧を上昇させる動作がなくても失禁する	●薬剤	
切迫性尿失禁	●制御しきれない強い尿意と同時に漏れる	●脊椎・脳の手術 ●前立腺肥大症 ●膀胱結石 ●膀胱炎・前立腺炎	●膀胱の無抑制の収縮
反射性尿失禁	●尿意がなく、ある程度の尿がたまると漏れる	●腰髄以上の脊髄疾患 ●脊髄損傷・腫瘍 ●脊柱管狭窄症	●膀胱の無抑制の収縮 ●尿道の不随意の弛緩
完全尿失禁	●膀胱に尿をためることができずダラダラと漏れる	●先天奇形 ●外傷・手術損傷	●尿道の損傷
機能性尿失禁	●排尿したくてもトイレまですばやく到達できないため、失禁してしまう	●認知症 ●関節疾患 ●コミュニケーション問題	●膀胱尿道の排尿機構は正常

9 蛋白尿

尿中蛋白量の目安	●24 時間蓄尿：150mg／日以上 ●新鮮尿：10mg／dL 以上

■蛋白尿の原因

分類	病態	蛋白の種類	疾病
腎前性蛋白	体内での蛋白質の過剰生成	アルブミン、α_1-糖蛋白など	急性感染症（発熱）、静脈うっ血など
		ヘモグロビン	溶血

		ミオグロビン	骨格筋細胞の破壊
		ベンスジョーンズ蛋白	多発性骨髄腫など
腎性蛋白	糸球体や尿細管での濾過・再吸収の障害	アルブミン、α_1-糖蛋白など	糸球体腎炎、ネフローゼ症候群、糖尿病性腎症、腎不全、痛風腎
		β_2-ミクログロブリン、α_1-ミクログロブリンなど	重金属中毒、急性尿細管壊死、ネフローゼ症候群、流行性出血熱、溶血性尿毒症症候群
腎後性蛋白	尿管・下部尿路・前立腺からの蛋白質過剰排出	アルブモーゼ、酢酸体、ムチンなど類蛋白	尿路感染症、尿路結石、尿路腫瘍、前立腺疾患

10 正常な尿：淡黄色～黄褐色透明

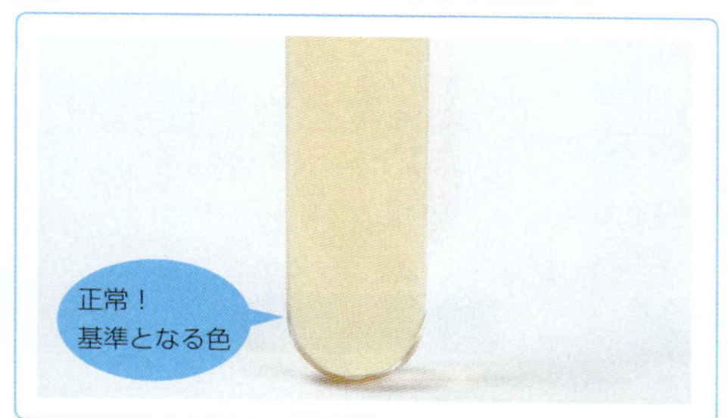

- 淡黄色～黄褐色透明の尿は、正常・基準となる尿の色である。
- 尿の色は、ウロクロムという色素で着色される。色の濃淡は、排尿時間の間隔や水分摂取量などによって変化する。飲水量が多いときは、無色透明になる場合もある。

11 混濁尿

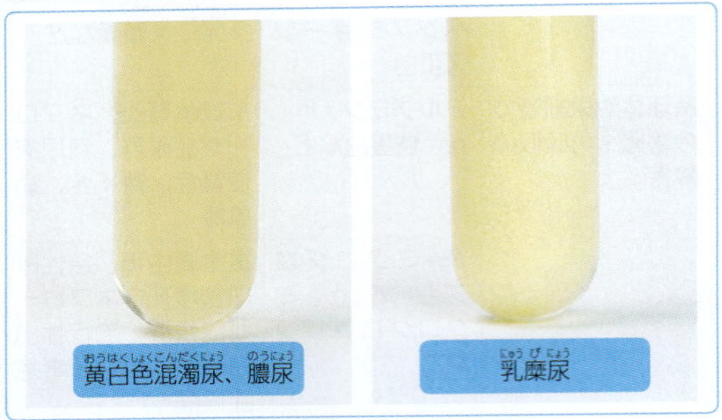

- 濁っている尿のことをいう。

12 血尿

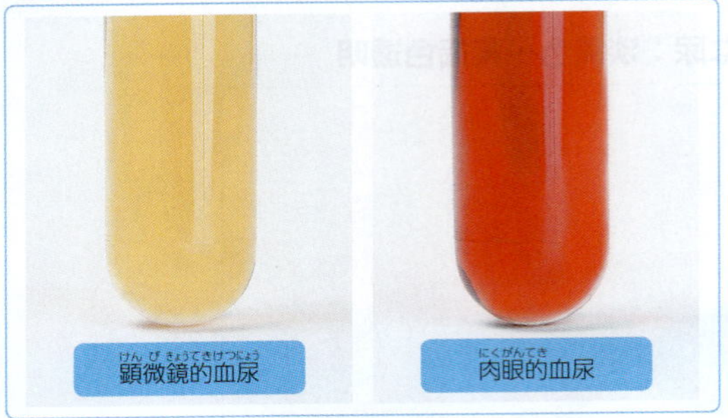

- 血尿は、赤血球が混じっている尿をいう。
- 薄い赤色でやや混濁していて尿沈渣しなければ肉眼的には血尿とわからない「顕微鏡的血尿」から、肉眼的に一目でわかる血が混ざった鮮紅色、赤色、赤ワイン色、肉汁様紅色の「肉眼的血尿」がある。

13 急性腎障害の診断基準（KDIGO 基準）

病期	sCr	尿量
1	基礎値の 1.5～1.9 倍 または ≧ 0.3mg/dL の増加	6～12 時間で < 0.5mL/kg/ 時
2	基礎値の 2.0～2.9 倍	12 時間以上で < 0.5mL/kg/ 時
3	基礎値の 3 倍以上 または ≧ 4.0mg/dL の増加 または RRT の開始 または eGFR < 35mL/ 分 /1.73m^2（18 歳未満）	24 時間以上で < 0.3mL/kg/ 時 または 12 時間以上の無尿

eGFR：推定糸球体濾過量，sCr：血清クレアチニン，RRT：腎代替療法

AKI（急性腎障害）診療ガイドライン作成委員会編：急性腎障害（AKI）診療ガイドライン 2016. 日本腎臓学会・日本集中治療医学会・日本透析医学会 他，東京医学社，東京，2016：72. より引用

- 急性腎障害（Acute Kidney Injury: AKI）は、種々の原因による障害によって機能的または構造的な変化が腎臓に起こり、48 時間以内に腎機能障害をきたしたものをいう。急性腎障害（AKI）の診断基準として KDIGO 基準がある。

Memo

睡眠

1 睡眠のアセスメント

睡眠のアセスメント情報

主観的情報	1. 睡眠状態	●就寝時間 ●覚醒時間 ●入眠障害の有無 ●中途覚醒の有無 ●熟眠感の有無 ●覚醒障害の有無 ●普段の睡眠パターン
	2. 就寝環境	●寝具
	3. その他	●睡眠薬の使用の有無 ●日中の活動量、眠気の有無 ●午睡の有無
客観的情報	1. 睡眠状態	●就寝時間 ●入眠しているか ●覚醒時間・覚醒状況（寝起き） ●睡眠パターン ●呼吸パターン
	2. 睡眠中の環境	●寝具 ●明るさ ●温度 ●湿度 ●騒音の有無
	3. 日中の活動状況	●日中の活動量 ●午睡の有無

■睡眠パターン

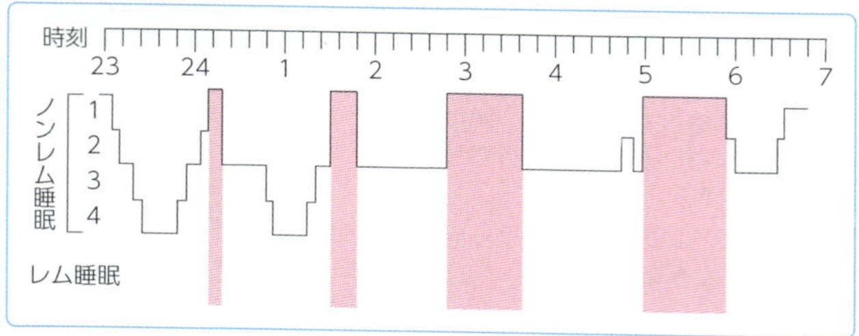

- ノンレム睡眠は入眠期に現れ、4 段階まで眠りが深められて、約 30 分後にレム睡眠が現れる。
- この後、レム睡眠は 90～110 分周期で現れる。

■年齢による平均睡眠時間

新生児	18～20 時間
幼児	12～14 時間
学童	10～12 時間
成人	7～9 時間
高齢者	5～7 時間

- 入眠までに 30 分以上かかる状態を入眠障害という。
- 早朝目覚めて、熟眠感がない状態を早朝覚醒という。
- 浅眠（眠りが浅い）で中途覚醒はないが、熟眠感が得られない状態を熟眠障害という。
- 日中、突然の強い眠気が出現し、数分から数十分眠ってしまう状態をナルコレプシーという。

2 睡眠質問票

	質問	解答欄
①	普段、夜に何時間眠りますか？	
②	寝室の電灯を消した後、普段は眠るまでにどのくらい時間がかかりますか？	
③	どのくらいの頻度で朝早く目覚めることがありますか？	まったくない・ほとんどない・たまにある・ときどきある・いつもある
④	夜中に目を覚ましますか？	はい・いいえ
⑤	④で「はい」と答えた方。目を覚ます原因は何ですか？	(自由にお書きください)
⑥	一般に、何回くらい目を覚ましますか？	
⑦	そのときは、どのくらいの時間、目を覚ましていますか？	
⑧	普段、寝床に入るのは何時ですか？	
⑨	普段、目を覚ますのは何時ですか？	
⑩	寝床から出る時間は何時ですか？	
⑪	朝、目を覚ましたときの普段の気分は？	すごくリフレッシュしている・まあまあリフレッシュしている・リフレッシュしていない・疲れている・ぐったりしている
⑫	一般に、あなたの年齢だったら何時間眠る必要があると考えますか？	
⑬	今の眠りについての問題は、どれくらい続いていますか？	

⑭	その問題の原因は何だと考えますか？	
⑮	過去にひどく眠りについて悩んだことがありますか？	はい・いいえ
⑯	ここ数か月で体重は変化しましたか？	増えた・減った・変わらない
⑰	今の問題が明るみに出る前の睡眠状態を、どう思っていましたか？	すごくよく眠れている・よく眠れている・普通に眠っている・寝不足である・すごく寝不足である
⑱	今の睡眠状態を、どう思いますか？	すごくよく眠れている・よく眠れている・普通に眠っている・寝不足である・すごく寝不足である
⑲	普段、昼寝をしますか？	はい・いいえ
⑳	何時ごろ昼寝をしますか？ 1回にどれくらい眠りますか？	

Morgan & Gledhill；1991

- 睡眠質問票には、さまざまな種類があるが、ここでは簡便な自己記入式のものを示す。
- 睡眠障害のアセスメント時には、夜間の眠りだけでなく、覚醒時の障害や、生活パターンなども含め、総合的に情報を収集する必要がある。

Memo

3 エップワース眠気尺度（ESS）

状況	点数			
1. すわって何かを読んでいるとき（新聞、雑誌、本、書類など）	0	1	2	3
2. すわってテレビを見ているとき	0	1	2	3
3. 会議、映画館、劇場などで静かにすわっているとき	0	1	2	3
4. 乗客として1時間続けて自動車に乗っているとき	0	1	2	3
5. 午後に横になって、休息をとっているとき	0	1	2	3
6. すわって人と話をしているとき	0	1	2	3
7. 昼食をとった後（飲酒なし），静かにすわっているとき	0	1	2	3
8. すわって手紙や書類などを書いているとき	0	1	2	3

・うとうとする可能性はほとんどない：0、うとうとする可能性は少しある：1、うとうとする可能性は半々くらい：2、うとうとする可能性が高い：3のうち、最近の日常生活で最も当てはまる番号に○をつける
・合計点が11点以上の場合は病的領域で睡眠時無呼吸症候群の可能性があり、治療を要する。11点未満でも慢性的ないびきをかく人、睡眠時に呼吸が止まる人、日中頻繁に眠気を感じる人も、睡眠時無呼吸症候群の可能性がある

日本呼吸器学会：日本語版 the Epworth Sleepiness Scale（JESS）．より引用

- ESS（Epworth Sleepiness Scale）は日中過眠症状を見るスケールで、勤労者の睡眠調査や交通安全運動に用いられている。合計点数10点以下が正常と分類される。11点以上が日中過眠ありで労働安全上注意が必要である。
- ESSスコアは、睡眠時無呼吸症候群の重症度と相関があるとされており、睡眠時無呼吸症候群では、ESSスコアは平均的に見て軽症11点、中等症で13点、重症で16点である。
- 睡眠時無呼吸症候群は、睡眠中に10秒以上の無呼吸または低

呼吸が１時間当たり平均５回以上出現し、日中過眠や、睡眠中の窒息感、中途覚醒、集中力欠如などの症状を伴う状態をいう。

4 OSA睡眠調査票MA版

朝、目覚めたらすぐ記入してください
記入時刻　午前・午後　　　時　　　分

この調査票は、あなたの睡眠の状態についてお聞きするものです。
睡眠の時刻等について記入してください。午前・午後はどちらかを○で囲んでください。

① 昨夜、おやすみになった時刻 (午前・午後)　　時　　分
② 今朝、目覚めた時刻 (午前・午後)　　時　　分
③ 昨夜の睡眠時間　およそ　　時間　　分

昨夜の睡眠の状態や現在の心身の状態についてお聞きします。４箇所の縦線は各質問項目の状態の程度を示しています。記入例を参考に、あなたの状態にあてはまる箇所を○印で囲んでください。

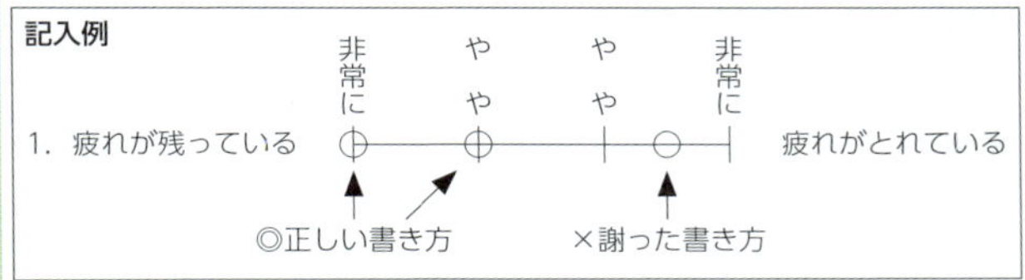

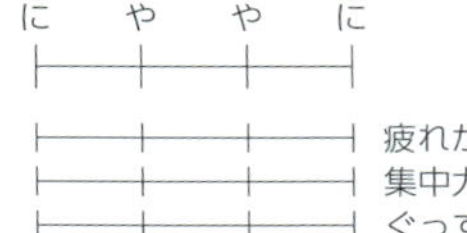

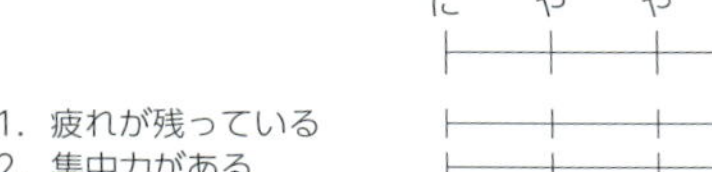

	非常に	やや	やや	非常に	
1. 疲れが残っている					疲れがとれている
2. 集中力がある					集中力がない
3. ぐっすり眠れた					ぐっすり眠れなかった
4. 解放感がある					ストレスを感じる
5. 身体がだるい					身体がシャキッとしている
6. 食欲がある					食欲がない
7. 寝つくまでにウトウトしていた状態が多かった					寝つくまでにウトウトしていた状態が少なかった

（次頁へ続く）

8. 頭がはっきりしている	├───┼───┼───┤	頭がボーとしている
9. 悪夢が多かった	├───┼───┼───┤	悪夢はみなかった
10. 寝付きがよかった	├───┼───┼───┤	寝付きが悪かった
11. 不快な気分である	├───┼───┼───┤	さわやかな気分である
12. しょっちゅう夢をみた	├───┼───┼───┤	夢をみなかった
13. しょっちゅう目が覚めた	├───┼───┼───┤	睡眠中に目が覚めなかった
14. いますぐ、調査にテキパキと答えられる	├───┼───┼───┤	答えるのは、めんどうである
15. 睡眠時間が長かった	├───┼───┼───┤	睡眠時間が短かった
16. 眠りが浅かった	├───┼───┼───┤	眠りが深かった

山本由華吏，田中秀樹，高瀬美紀，山崎勝男，阿住一雄，白川修一郎：中高年・高齢者を対象としたOSA睡眠感調査票（MA版）の開発と標準化．脳と精神の医学 1999；10：401-409．より一部改変して転載

- OSA睡眠調査票MA版（OSA sleep inventory MA version）は、記入時間を十分にとることができない臨床現場、多くの選択肢をもつ項目では適切に反応できない中高年・高齢者を対象とした、起床時の睡眠内省を評価する心理尺度。

Memo

感染

1 感染経路

接触感染	患者との直接接触や周辺の物品・環境表面を経由した間接接触により伝播する微生物による感染
飛沫感染	5μm 以上の飛沫に乗って伝播する微生物による感染。飛沫は約 1 メートル以内に落下
空気感染	5μm 以下の飛沫核に乗って空気中を長時間浮遊し伝播する微生物による感染

感染経路別対策は p.131 に示す

感染経路別代表的感染症

接触感染	多剤耐性菌による消化管、呼吸器、皮膚、および創部の感染症あるいは定着状態	MRSA（メチシリン耐性黄色ブドウ球菌）、MDRP（多剤耐性緑膿菌）、VRE（バンコマイシン耐性腸球菌）、ESBL 産生株、PRSP（ペニシリン耐性肺炎球菌）
	少量で感染するか、環境で長期生存する腸管感染症	クロストリジウム・ディフィシル おむつをしているか、失禁状態の患者の場合：腸管出血性大腸菌 O157：H7、赤痢、A 型肝炎、ロタウィルス、B 型肝炎
	乳幼児のウイルス感染症	RS ウイルス、パラインフルエンザウイルス、腸管ウイルス感染症

（次頁へ続く）

	接触感染性の強い、あるいは、乾燥皮膚に起こりうる皮膚感染症	ジフテリア（皮膚）、単純ヘルペスウイルス（新生児あるいは粘膜皮膚の）、しらみ寄生症、ノルウェー疥癬、乳幼児におけるブドウ球菌フルンケル、ブドウ球菌性熱傷皮膚症候群、帯状疱疹（播種性あるいは免疫不全患者の）、梅毒、HIV
	ウイルス性出血熱	エボラ、ラッサ、マールブルグなど
飛沫感染	重症細菌性感染症	侵襲性B型インフルエンザ桿菌感染症（髄膜炎、肺炎、敗血症を含む）、侵襲性多剤耐性肺炎球菌疾患（髄膜炎、肺炎、副鼻腔炎、中耳炎を含む）
	重症細菌性呼吸器感染症	ジフテリア（喉頭）、マイコプラズマ肺炎、百日咳、肺ペスト、溶連菌性咽頭炎、肺炎、猩紅熱（乳幼児における）
	重症ウイルス感染症	アデノウイルス、インフルエンザ、ムンプス（流行性耳下腺炎）、パルボウイルスB19、風疹
空気感染	麻疹、水痘（播種性帯状疱疹を含む）、結核	

Memo

2 感染症の検査

種類	内容	目的
塗抹検査	喀痰、便、尿、穿刺液、膿、髄液などの顕微鏡下検体検査	感染性病原体の同定、白血球の確認（→体内での炎症発生を予測）
	尿の細菌検査	尿路感染症の起因病原体の同定
	便の細菌検査	消化器感染症の起因病原体の同定
	喀痰の細菌検査	呼吸器感染症の起因病原体の同定
	膿、穿刺液の細菌検査	皮膚軟部組織感染症や、深部臓器膿瘍の起因病原体の同定
血液培養検査	培養した血中病原体の顕微鏡検査	感染症や菌血症の有無の確認。起因病原体の同定
細菌培養・同定検査	感染症の起因菌とみられる細菌の培養顕微鏡検査	菌の性状から感染症の起因菌を同定
薬剤感受性試験	感染症の起因病原体に対して、有効な抗菌薬を選択するための検査	さまざまな抗菌薬について、その起因病原体が耐性か感受性かを判定

Memo

3 標準予防策

対象	対象者に感染症があってもなくてもすべての人に対して標準的に行う感染予防対策
感染の可能性がある対象物	①血液
	②汗を除く体液、分泌物、排泄物
	③粘膜
	④損傷した皮膚

■標準予防策の実際

項目	内容
手指衛生	●手指衛生は以下に分類される ①流水と石けん（非抗菌石けん、もしくは消毒薬を含んだ石けん）による手洗い ②速乾性擦式手指消毒薬を用いた手指消毒 ③手術時手指消毒 ●血液・体液・排泄物など、またはそれらに汚染された物に接触した後は、手袋の着用の有無にかかわらず、手指衛生を実施する ●手袋を外した後、他の患者と接触する間に直ちに手指衛生を実施する ●手に汚れが付着している場合、血液や体液がついている場合は「流水と石けん」で手を洗う。目で見て汚れがついていない場合や、「流水と石けん」で見える汚れを落としたあとは、「速乾性擦式手指消毒薬」を使用する ●日常的手洗い：石けんと流水を用いて 10～15 秒間洗う ●衛生学的手洗い：石けんと流水を用いて 30 秒以上、または速乾式手指消毒薬を用いる（速乾式手指消毒薬は指先からまんべんなくすり込み、両手を 15～25 秒間すり合わせる） ●手術時手洗い：抗菌石けんと流水で 2～6 分間手と前腕を洗い、さらに速乾式手指消毒薬を用いる

防護用具	手袋	●血液・体液・排泄物など、またはそれらに汚染された物に接触する場合に着用 ●未滅菌の清潔な手袋 ●患者ごとに手袋を交換。同じ患者でも処置の合間に手袋を交換 ●使用後は直ちに外して感染性廃棄物として処理した後、手指衛生を実施
	マスク・ゴーグル	●血液・体液・排泄物等の飛沫が発生し、口腔・鼻腔粘膜・眼への曝露が予想される場合に着用 ●使用後はただちに外して手指衛生を実施
	エプロン・ガウン	●衣服や肌が血液・体液・排泄物等に接触することが予想される場合に着用 ●使用後は周囲が汚染されないように直ちに脱いで手指衛生を実施
環境管理		●患者や医療者が触れる環境表面は適切な方法で清掃 ●血液・体液・排泄物等が付着した廃棄物は感染性廃棄物として処理 ●血液・体液・排泄物等で汚染されたリネンは、皮膚への曝露、衣服・他の患者・環境への汚染を防ぐ方法で運搬、処理
針、メスなどの鋭利な器具		●使用済みの針はリキャップしない ●使用済みの注射器、注射針、メス、その他の鋭利物は感染性廃棄物として、専用の廃棄容器に廃棄
救急蘇生		●救急蘇生における処置介助では、血液などの飛散や患者の分泌物に接するリスクが高いため、適切な防護用具を積極的に使用 ●容態急変の可能性のある患者のベッドサイドには手袋、エプロン、ゴーグル、マスクを蘇生セットとともに準備
咳エチケット		●呼吸器症状のある人がくしゃみや咳をするときは、ティッシュペーパー・タオル・ハンカチなどで口・鼻を覆うよう指導 ●汚れたペーパー類はゴミ箱に廃棄 ●気道分泌物で手が汚れた後は手指衛生を実施

（次頁へ続く）

	●症状のある人はできるだけサージカルマスクを着用するよう指導。もしくは、他患者と1m以上の間隔を空ける

■手指衛生の5つのタイミングと実例

1. 患者に触れる前	検温、血圧測定、胸部聴診、腹部聴診など
2. 清潔/無菌操作の前	創傷処置、カテーテル挿入、気管内吸引など
3. 体液に曝露するリスクの後	創傷処置、おむつ交換、吐物処理、同一患者のケア中に、病原体で汚染された部位から他の部位のケアに移る前、手袋を脱いだ後など
4. 患者に触れた後	検温、血圧測定、胸部聴診、腹部聴診、手袋を脱いだ後など
5. 患者周囲の環境に触れた後	患者周辺の医療機器、環境表面に触れた後、手袋を脱いだ後など

大曲貴夫, 操華子編：感染管理・感染症看護テキスト. 照林社, 東京, 2015：273. より引用

■手指衛生実施率改善策の5つの要素

1. システム変更	●ケアを実施する現場に擦式消毒用アルコール製剤を設置する ●手洗い場に石けんとペーパータオル、ゴミ箱を設置する
2. 教育・訓練	●「手指衛生の5つのタイミング」に基づき、定期的な教育と適切な手技のトレーニングを行う
3. 観察とフィードバック	●手指衛生実施状況の調査とデータをフィードバックする
4. 職場で手指衛生のリマインダー	●手指衛生の重要性を忘れないために、手技やタイミングに関する啓発ポスターを目にとまりやすい場所（シンク周辺など）に掲示する

5. 施設の安全文化つくり	●個人レベルだけでなく、組織全体で手指衛生遵守率向上に向けて積極的に取り組む ●安全に対する組織風土を改善する

大曲貴夫，操華子編：感染管理・感染症看護テキスト．照林社，東京，2015：276．より引用

4 感染経路別対策

感染経路	目的	原則的な予防対策（標準予防策に加えて）
接触感染	患者や患者環境に直接または間接的に接触することにより拡散する病原体伝播を防ぐ	●**患者配置**：個室隔離。個室が準備できない場合は同一疾患患者の集団隔離。また、患者同士が空間的に離れるようにする（1ｍ以上） ●**手指衛生**：手袋の使用、消毒薬による手指消毒 ●エプロン・ガウンの着用 ●聴診器、血圧計などの患者使用器具の共用禁止や消毒
飛沫感染	呼吸器分泌物が呼吸器や粘膜に密接に接触することを介して拡散する病原体の伝播を防ぐ	●**患者配置**：個室隔離。個室が準備できない場合は同一疾患患者の集団隔離。集団隔離ができず多数室の場合、パーティションで仕切るか、ベッド間隔を2ｍ以上離す ●**サージカルマスク（外科用マスク）の使用**：できるだけ患者も着用
空気感染	感染空気中に浮遊して長距離でも感染性を維持している感染性微生物の伝播を防ぐ	●**患者の配置**：陰圧の個室など空調管理。空調管理ができない場合は、患者にサージカルマスクを装着させて個室管理し、部屋の扉は必ず閉める ●**濾過マスク（N95マスク）の使用**：医療従事者、面会者が着用

Memo

part 4

疾患・領域別のチェック項目

- がん（悪性腫瘍）
- 糖尿病
- 手術・処置
- 救急
- クリティカルケア
- 医療安全
- 自立度
- 高齢者
- 精神・心理

がん(悪性腫瘍)

1 進行度分類：TNM 分類（乳がんの場合）

		大きさ（cm）	胸壁固定	皮膚の浮腫、潰瘍、衛星皮膚結節
TX		評価不能		
Tis		非浸潤癌あるいは Paget 病		
T0		原発巣を認めず		
T1		≦ 2.0	−	−
T2		2.0＜ ｜ ≦ 5.0	−	−
T3		5.0 ＜	−	−
T4	a	大きさを問わず	＋	−
	b		−	＋
	c		＋	＋
	d	炎症性乳癌		

遠隔転移	所属リンパ節転移	腫瘤 T0	腫瘤 T1	腫瘤 T2	腫瘤 T3	腫瘤 T4
M0	N0		ST Ⅰ	ST Ⅱ A	ST Ⅱ B	ST Ⅲ B
	N1	ST Ⅱ A	ST Ⅱ A	ST Ⅱ B	ST Ⅲ A	ST Ⅲ B
	N2	ST Ⅲ A	ST Ⅲ A	ST Ⅲ A	ST Ⅲ A	ST Ⅲ B
	N3	ST Ⅲ C	ST Ⅲ C	ST Ⅲ C	ST Ⅲ C	ST Ⅲ C
M1		ST Ⅳ	ST Ⅳ	ST Ⅳ	ST Ⅳ	ST Ⅳ

T：原発巣

日本乳癌学会編：臨床・病理 乳癌取扱い規約 第 17 版．金原出版，東京，2012；4．より引用

- がんを、原発腫瘍（Tumor、乳がんの場合は「しこり」で判断）、遠隔転移（Metastasis）、リンパ節転移（Node）の状態で分類する方法。M0 は遠隔転移なし、M1 は遠隔転移があるものである。
- がんの大きさやリンパ節転移については、視触診・画像診断で判断する。

2 重症度分類①：食道表在がん（深達度による分類）

M1	M2	M3	SM1	SM2	SM3
粘膜上皮内にとどまる病変	粘膜固有層にとどまる病変	粘膜筋板に達する病変	粘膜下層の上 1/3 にとどまる病変	粘膜下層の中 1/3 にとどまる病変	粘膜下層の下 1/3 に達する

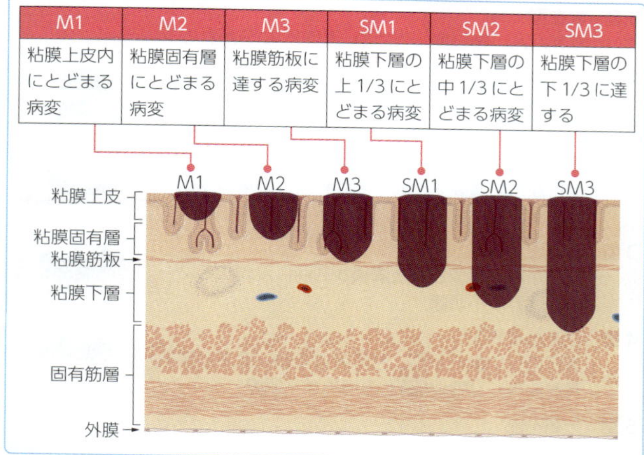

日本食道学会編：食道癌取扱い規約 第 10 版．金原出版，東京，2008：13-14．を参考に作成

- 食道は大きく、①頸部食道（食道入口～胸骨上縁）、②胸部食道（胸骨上縁～食道裂孔上縁）、③腹部食道（食道裂孔上縁～噴門）に分けられる。食道がんの 8 割は胸部食道に発生。
- 表在型：食道壁の粘膜下層まででとどまるがん。粘膜層にとどまり、リンパ節転移のないものを早期食道がんと呼ぶ。

- 進行型：固有筋層以上にまで及ぶがん。
- 病理組織学的には、①上皮性悪性腫瘍（扁平上皮がん、腺がん、未分化がんなど）、②非上皮性悪性腫瘍（平滑筋肉腫など）に分類できる。

3 重症度分類②：胃がん

胃がんの肉眼的分類

0型	表在型： 早期がん。隆起型、表面型、陥凹型に分かれる	
1型	腫瘤型： 進行がん。明らかに隆起している周囲粘膜との境界が明瞭	
2型	潰瘍限局型： 進行がん。潰瘍を形成し周囲粘膜との境界が比較的明瞭	
3型	潰瘍浸潤型： 進行がん。形成された潰瘍が周囲に浸潤している。境界が不明瞭	
4型	びまん浸潤型： 進行の速い進行がん。若年者に多い（スキルス胃がん等）。周囲粘膜との境界が不明瞭	
5型	分類不能	

日本胃癌学会編：胃癌取扱い規約 第14版．金原出版，東京，2010：7-8．を参考に作成

Memo

年目の私が、
とめてきた
す。

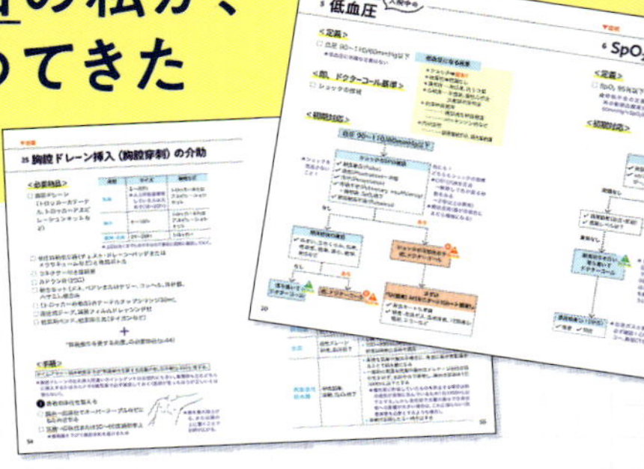

✓こだわりポイント2

長年の看護師経験をもとに、
ちょっとした**コツ**や**工夫**、
注意点をたくさん書いています

✓こだわりポイント4

医師からのアドバイスや
医師の視点も、
たくさん入っています

その11▶ 褥瘡・栄養
その12▶ 入院中のトラブル
その13▶ その他

こんな人に
使ってほしい

☐ **看護技術**に自信がない
☐ **処置の介助**に自信がない
☐ **トラブル時の対応**に自信がない

胃がんの深達度分類

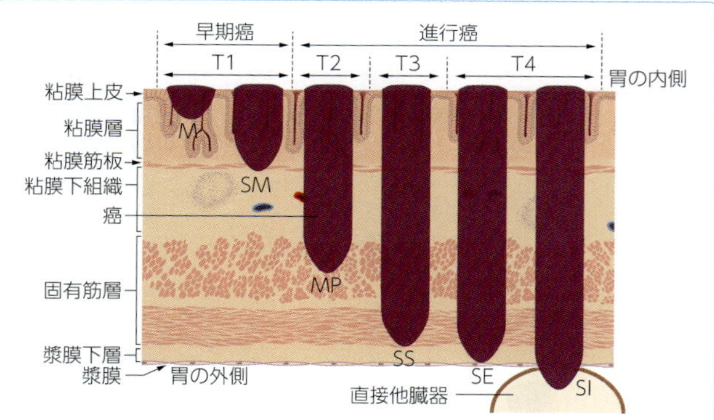

T0：癌がない、T1：粘膜（M）または粘膜下組織（SM）まで、T2：粘膜下組織を越えているが固有筋層にとどまるもの（MP）、T3：固有筋層を越えているが漿膜下組織にとどまるもの（SS）、T4：漿膜表面に接しているか、遊離腹腔に露出しているもの（SE）、直接他臓器まで及ぶもの（SI）、TX：深さが不明なもの

日本胃癌学会編：胃癌取扱い規約 第14版．金原出版，東京，2010：10．を参考に作成

- 胃がんは、ヘリコバクター・ピロリによる長期の胃粘膜炎症が加齢とともに萎縮性胃炎・腸上皮化生をもたらし、発生すると考えられている。
- 胃がんは、ほとんどすべてが腺がんであり、①分化型（乳頭状腺がん、管状腺がんなど中高年者に多い）、②未分化型（若年者にも発生）に大別される。
- 胃がんは、肝臓を中心に転移する危険性が高いため、肝臓について注意深く観察する必要がある。

4 重症度分類③：大腸がん

■早期がんの肉眼的分類（0型［表在型］の亜分類）

隆起型（Ⅰ型）：良性腫瘍が大きくなるにつれ、がん化したもの			表面型（Ⅱ型）：		
有茎性（Ⅰp）	亜有茎性（Ⅰsp）	無茎性（Ⅰs）	表面隆起型（Ⅱa）	表面平坦型（Ⅱb）	表面陥凹型（Ⅱc）
キノコのような形をしているもの	有茎性と無茎性の中間	全体的に盛り上がった形のもの			小さくても粘膜下層以下への浸潤速度が速く、悪性度が高い

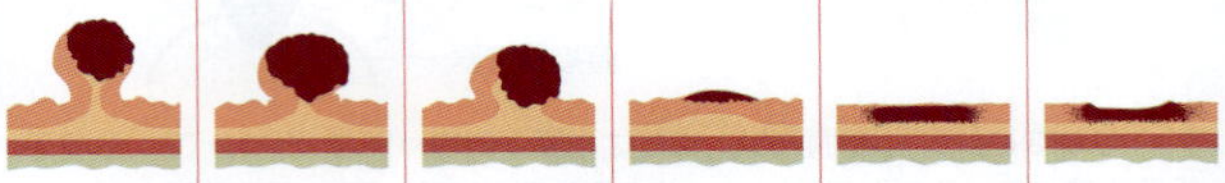

■進行がんの肉眼的分類

1型	2型	3型	4型	5型
腫瘤型：正常組織との境界がはっきりしており、盛り上がるように大きくなる	**潰瘍限局型**：潰瘍を取り囲んでがんが増殖。がんとの境界がはっきりしている	**潰瘍浸潤型**：潰瘍を取り囲む堤防のようにがんが増殖。がんとの境界がはっきりしない	**びまん浸潤型**	**分類不能**

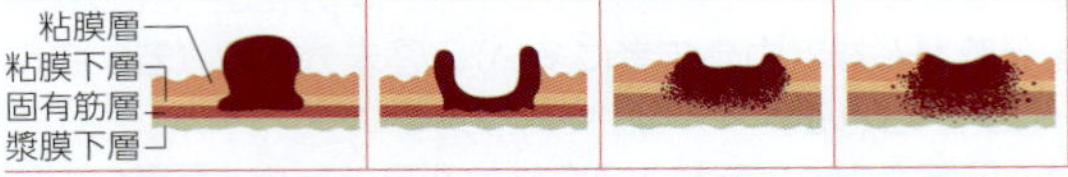

粘膜層
粘膜下層
固有筋層
漿膜下層

大腸癌研究会：大腸癌とは「ガイドラインを理解するための基礎知識」. http://jsccr.jp/forcitizen/comment02.html（2018.3.6. アクセス）を参考に作成

大腸がんの病期分類

0期	がんが粘膜内にとどまり、リンパ節転移を認めない
Ⅰ期	がんが固有筋層までにとどまり、リンパ節転移を認めない
Ⅱ期	がんが直接他臓器に浸潤しているが、リンパ節転移を認めない
Ⅲa期	がんが直接他臓器に浸潤し、腸管傍リンパ節と中間リンパ節の転移総数が3個以下
Ⅲb期	がんが直接他臓器に浸潤し、腸管傍リンパ節と中間リンパ節の転移総数が4個以上
Ⅳ期	がんが直接他臓器に浸潤し、腹膜、肝、肺などへの遠隔転移のあるもの

大腸癌研究会編：大腸癌取扱い規約 第7版補訂版．金原出版，東京，2009：14, 34．を参考に作成

- 大腸がんができやすい部位は直腸とS状結腸で、全体の約70%を占める。
- 現在、日本では食生活の欧米化により増加傾向にある。隆起型の発がんにはポリープが深く関係しているといわれるが、平坦型・陥凹型の発がんの経緯は不明。

Memo

5 細胞診による分類：パパニコロウ分類

クラス	細胞診分類	推定組織	判定
Ⅰ	異型細胞なし	正常組織	陰性
Ⅱ	異型細胞はあるが、悪性所見なし	良性異型性組織	陰性
Ⅲ	悪性を疑わせる細胞を見るが、確定できない	良性組織 軽度〜高度異型性組織	擬陽性
Ⅳ	悪性がきわめて濃厚な異型細胞	高度異型性微小浸潤がん	陽性
Ⅴ	悪性と診断可能な異型細胞	がん組織	陽性

- 臓器・体液から採取した検体を染色し、顕微鏡下で細胞の大きさ・形・内部構造を検査し、分類する方法。
- クラスⅢは再検査・精査の対象。クラスⅣ〜Ⅴはすみやかな精査・治療が必要である。

Memo

6 全身状態の指標（ECOGのperformance status〔PS〕）

PS	状態	
0	●無症状で制限を受けることなく、発病前と同じように社会活動が行える	
1	●軽度の症状があり、肉体労働は制限を受けるが、歩行や軽労働、例えば軽い家事や事務作業などはできる	
2	●歩行や身の回りのことはできるが、時に少し介助がいることもある	
	●軽労働はできないが、日中の50%以上は起居している	
3	●身の回りのことはある程度できるが、しばしば介助がいる ●日中の50%以上は就床している	がん化学療法適応不可の場合あり
4	●身の回りのことは何もできず、常に介助がいる ●終日就床している	

National Cancer Institute：Common Toxicity Criteria, Version 2.0 Publish Date April 30, 1999.
http://ctep.cancer.gov/protocolDevelopment/electronic_applications/docs/ctcv20_4-30-992.pdf, JCOG ホームページ http://www.jcog.jp/（2018.3.6. アクセス）をもとに作成

- PS（パフォーマンスステータス）は、がん患者の全身状態の指標として用いられる。
- がん化学療法適応のめやすは「PS 0～2」。
- 「PS 3～4」の患者の場合には、治療に対する有効性が期待できないことが多く、副作用も強く現れることが予想されるため、がん化学療法の適応とならない場合がある。

Memo

7 倦怠感の重症度評価（CFS：Cancer Fatigue Scale）

氏名＿＿＿＿＿＿＿様　　　　記入日　＿＿年＿＿月＿＿日＿＿時

この質問票ではだるさについておたずねします。各々の質問について、現在のあなたの状態にもっとも当てはまる番号に、ひとつだけ○をつけてください。あまり深く考えずに、第一印象でお答えください。

いま現在…	いいえ	少し	まあまあ	かなり	とても
1. 疲れやすいですか？	1	2	3	4	5
2. 横になっていたいと感じますか？	1	2	3	4	5
3. ぐったりと感じますか？	1	2	3	4	5
4. 不注意になったと感じますか？	1	2	3	4	5
5. 活気はありますか？	1	2	3	4	5
6. 身体がだるいと感じますか？	1	2	3	4	5
7. 言い間違いが増えたように感じますか？	1	2	3	4	5
8. 物事に興味をもてますか？	1	2	3	4	5
9. うんざりと感じますか？	1	2	3	4	5
10. 忘れやすくなったと感じますか？	1	2	3	4	5
11. 物事に集中することはできますか？	1	2	3	4	5
12. おっくうに感じますか？	1	2	3	4	5
13. 考える速さは落ちたと感じますか？	1	2	3	4	5
14. がんばろうと思うことができますか？	1	2	3	4	5
15. 身の置き所のないようなだるさを感じますか？	1	2	3	4	5

- 身体的倦怠感＝(項目 1+ 項目 2+ 項目 3+ 項目 6+ 項目 9+ 項目 12+ 項目 15) − 7 =
- 精神的倦怠感＝ 20 − (項目 5+ 項目 8+ 項目 11+ 項目 14) ＝
- 認知的倦怠感＝(項目 4+ 項目 7+ 項目 10+ 項目 13) − 4 =
- 総合的倦怠感＝各因子の得点を加算

Okuyama T, Akechi T, Kugaya A, et al.：Development and validation of the Cancer Fatigue Scale：a brief, three-dimensional, self-rating scale for assessment of fatigue in cancer patients. J Pain Symptom Manage 2000；19：5-14.

8 代表的な殺細胞性抗がん剤の種類

分類	一般名（正式名称）	商品名	略称
アルキル化薬	シクロホスファミド	エンドキサン®	CPA、CY、CPM
	イホスファミド	イホマイド®	IFM
	ブスルファン	ブスルフェクス®　マブリン®	BU、BUS
	メルファラン	アルケラン®	L-PAM
	ラニムスチン	サイメリン®	MCNU
	ニムスチン塩酸塩	ニドラン®	AUNU
	ダカルバジン	ダカルバジン	DTIC
	テモゾロミド	テモダール®	TMZ
	プロカルバジン塩酸塩	塩酸プロカルバジン	PCZ
	ベンダムスチン塩酸塩	トレアキシン®	−
	白金製剤		
	シスプラチン	ランダ®　ブリプラチン®　動注用アイエーコール®	CDDP
	カルボプラチン	パラプラチン®　カルボプラチン	CBDCA
	オキサリプラチン	エルプラット®	L-OHP
	ネダプラチン	アクプラ®	254-S
	ミリプラチン水和物	ミリプラ動注用®	−
代謝拮抗薬	ピリミジン拮抗薬		
	フルオロウラシル	5-FU®　ルナポン®　ルナコール DS®	5-FU
	テガフール・ギメラシル・オテラシルカリウム（S-1）	ティーエスワン®	S-1
	テガフール・ウラシル配合剤（UFT）	ユーエフティ®	UFT
	カペシタビン	ゼローダ®	CAP
	シタラビン類		
	シタラビン	キロサイド®　スタラシド®	AraC
	エノシタビン	サンラビン®	BHAC
	アザシチジン	ビダーザ®	AZA
	ゲムシタビン塩酸塩	ジェムザール®	GEM

（次頁へ続く）

	プリン拮抗薬		
	フルダラビンリン酸エステル	フルダラ®	FLU
	クラドリビン	ロイスタチン®	2-CdA
	メルカプトプリン水和物	ロイケリン®	6-MP
	葉酸拮抗薬		
	メトトレキサート	メソトレキセート®	MTX
	ペメトレキセドナトリウム水和物	アリムタ®	PEM
	その他		
	ヒドロキシカルバミド	ハイドレア®	HU
抗がん性抗生物質	アントラサイクリン系および類縁物質		
	ドキソルビシン塩酸塩	アドリアシン®	DXR、ADR、ADM
	ドキソルビシン塩酸塩リポソーム	ドキシル®	PLD
	ピラルビシン	テラルビシン®　ピノルビン®	THP-ADR
	エピルビシン塩酸塩	ファルモルビシン®	EPI
	イダルビシン塩酸塩	イダマイシン®	IDR
	ダウノルビシン塩酸塩	ダウノマイシン®	DNR

佐々木常雄，岡元るみ子編：新がん化学療法ベスト・プラクティス．照林社，東京，2012：20. より一部改変して転載

Memo

糖尿病

1 糖尿病の病型

	1型糖尿病	2型糖尿病
割合（糖尿病全体に対する）	数%	95%以上
発症形式	急激	ゆっくり
年齢	小児～青年に多い	中年以上に多い
家族歴	2型より少ない	しばしばあり
自己抗体	あることが多い	ない
インスリン分泌	著しく低下する	やや低下する
ケトアシドーシス	多い	通常なし
体型	正常～やせ型	肥満型
インスリン投与	絶対的適応	適応の場合もある
経口血糖降下薬	無効	有効
食事・運動療法	食事療法	食事療法、運動療法

Memo

2 糖尿病ケトアシドーシスと高血糖高浸透圧症候群の鑑別

	糖尿病性ケトアシドーシス＊	高血糖高浸透圧症候群
糖尿病の病態	インスリン依存状態	インスリン非依存状態。発症以前には糖尿病と診断されていないこともある
発症前の既往、誘因	インスリン注射の中止または減量、インスリン抵抗性の増大、感染、心身ストレス、清涼飲料水の多飲	薬剤（降圧利尿薬、グルココルチコイド、免疫抑制薬）、高カロリー輸液、脱水、急性感染症、火傷、肝障害、腎障害
発症年齢	若年者（30歳以下）が多い	高齢者が多い
前駆症状	激しい口渇、多飲、多尿、体重減少、はなはだしい全身倦怠感、消化器症状（悪心、嘔吐、腹痛）	明確かつ特異的なものに乏しい。倦怠感、頭痛、消化器症状
身体所見	脱水（＋＋＋）、発汗（－）、アセトン臭（＋）、Kussmaul大呼吸、血圧低下、循環虚脱、脈拍頻かつ浅、神経学的所見に乏しい	脱水（＋＋＋）、アセトン臭（－）、血圧低下、循環虚脱、神経学的所見に富む（けいれん、振戦）
検体所見		
血糖	300～1,000mg/dL	600～1,500mg/dL
ケトン体	尿中（＋）～（＋＋＋）、血清総ケトン体3mM以上	尿中（－）～（＋）、血清総ケトン体0.5～2mM
HCO_3^-	10mEq/L以下	16mEq/L以上
pH	7.3未満	7.3～7.4
浸透圧	正常～300mOsm/L	350mOsm/L以上
Na	正常～軽度低下	＞150mEq/L
K	軽度上昇、治療後低下	軽度上昇、治療後低下
Cl	95mEq/L未満のことが多い	正常範囲が多い
FFA	高値	時に低値
BUN/Cr	高値	著明高値
乳酸	約20%の症例で＞5mM	しばしば＞5mM、血液pH低下に注意

鑑別を要する疾患	脳血管障害、低血糖、他の代謝性アシドーシス、急性胃腸障害、肝膵疾患、急性呼吸障害	脳血管障害、低血糖、けいれんを伴う疾患
注意すべき合併症（治療経過中に起こり得るもの）	脳浮腫、腎不全、急性胃拡張、低K血症、急性感染症	脳浮腫、脳梗塞、心筋梗塞、心不全、急性胃拡張、横紋筋融解症、腎不全、動静脈血栓、低血圧

＊症状発現後1週間前後でケトーシスあるいはケトアシドーシスに陥る劇症1型糖尿病があるので注意を要する

日本糖尿病学会編著：糖尿病治療ガイド2016-2017．文光堂，東京，2016：79．より転載

Memo

3 高血糖／低血糖

	低血糖	高血糖
血糖値	70mg/dL 未満	下記のいずれか。 ●空腹時血糖値：126mg/dL 以上 ●ブドウ糖負荷試験 2 時間値：200mg/dL 以上 ●随時血糖値：200mg/dL 以上
原因	●食事を抜いた ●過剰なインスリン：量を間違えた、勝手に増やした ●副腎機能低下 ●空腹時の運動、過激な運動 ●アルコールの飲み過ぎ	●インスリンの不足 ●過剰な食事 ●ストレス、疾患、感染、手術、発作、妊娠 ●ケトアシドーシス
症状	●**55mg/dL**：発汗、振戦、動悸、頭痛など ●**50mg/dL**：眠気、脱力、めまい、集中力低下、不安感、攻撃的変化など ●**30mg/dL**：けいれん、意識消失、昏睡など	●空腹感、のどの渇き ●夜間頻尿 ●皮膚の乾燥、またはかゆみ ●疲労感、眠気 ●目のかすみ ●感染症にかかりやすい ●傷の治りが遅い

Memo

手術・処置

1 術前観察チェックポイント

項目	内容
患者の生活像・社会的背景に関するもの	年齢、性別
	社会的背景（職業・学校、社会的役割・責任）
	生活習慣（嗜好品含む）
	経済的自立
	宗教・信念
患者の身体状況に関するもの、麻酔・手術を受けるうえで必要なもの	バイタルサインの異常の有無
	栄養状態：食欲の有無、食事摂取量、食生活、下痢・便秘・嘔吐・発熱・体重減少の有無、皮膚の状態、血液検査データ（貧血・低蛋白血症の有無、電解質バランスなど）、消化器疾患・糖尿病・心疾患の有無、化学療法施行の状況、BMI、SGA＊1
	身体機能障害の有無：聴力・視力・言語・歩行障害の有無、排泄障害（失禁、人工肛門、人工膀胱）、総義歯など
	気道の状態、開口の状態、頸部・歯の状態
	感染症の有無：B型・C型肝炎、HIV＊2、MRSA＊3感染、肺結核、梅毒など
	血液型、血液一般検査、血液凝固検査

（次頁へ続く）

＊1　SGA…p.100 参照
＊2　HIV：human immunodeficiency virus、ヒト免疫不全ウイルス
＊3　MRSA：methicillin-resistant Staphylococcus aureus、メチシリン耐性黄色ブドウ球菌

患者の身体状況に関するもの、麻酔・手術を受けるうえで必要なもの	手術危険度を高める条件の有無：呼吸機能（胸部X線、呼吸機能検査、血液ガスデータなど）、循環機能（心電図、心エコーなど）、喘息・アレルギー、腎・肝機能、代謝・内分泌機能、神経・筋肉の疾患等
	現病歴、既往歴（手術・麻酔の経験の有無）、家族歴
	予定術式・時間、麻酔方法・時間
	継続治療の有無：高血圧、糖尿病、心・腎・血管・呼吸器・消化器疾患、副腎皮質ステロイドなど
	疼痛、苦痛、不安・恐怖などに関する訴え、自覚症状など
	使用薬剤の有無と中止の要否
患者および家族の精神面に関するもの	疾患、手術に対する患者の理解と受け入れ・期待の程度（がん告知の有無含む）
	術後の生活の変化やボディイメージの変化に対する受容の程度
	患者の支援状況：患者と家族の関係、面会の有無、疾患や手術に対する家族の理解
	ソーシャルサポートの有無、家族歴

- 主訴や現病歴、既往歴、家族歴、理学所見、検査所見、栄養状態などを総合的に評価する。
- 手術前の患者は、ボディイメージの変化や社会復帰など、種々の不安を抱いている。患者の立場を理解し、誠意をもって対応する。

2 ASA 術前状態分類

クラスⅠ	手術対象となる疾患は局在的であり、全身的な障害を認めない
クラスⅡ	軽度ないし中等度の全身的障害がある 例：軽症糖尿病、軽度本態性高血圧症、貧血、新生児・80歳以上、高度の肥満、慢性気管支炎
クラスⅢ	中・高度の全身疾患を有し、日常生活が制限されている患者 例：重症糖尿病、中・高度肺機能障害、コントロールされた虚血性心疾患
クラスⅣ	生命を脅かすほどの全身疾患がある 例：多臓器不全
クラスⅤ	手術施行の有無にかかわらず、24 時間以内に死亡すると思われる瀕死の患者 例：心筋梗塞によるショック、大動脈瘤破裂、重症肺塞栓

アメリカ麻酔科学会：ASA：American Society of Anesthesiologists より作成

- 手術のリスクを予測し、麻酔・手術による侵襲を最低限度に押さえるための判断指標である。

Memo

3 術後観察チェックポイント

項目	状態
呼吸	呼吸の回数、深さ、リズム、喘鳴の有無、胸郭の動き、呼吸音
	舌根沈下による気道閉塞の有無
	呼吸抑制の有無
	気道分泌物の有無
	経皮的酸素飽和度　など
脈拍	回数、緊張度、リズム
心拍	異常心電図、不整脈
血圧	血圧値の変動の有無
手術・麻酔	術中の情報収集：出血量、輸液・輸血量、鎮痛薬使用の有無、麻酔時間・方法、手術時間・術式、体液バランス、特別な出来事がなかったか
体温	術直後からの体温の変化
	悪寒戦慄の有無
意識状態	瞳孔、眼瞼反射などの程度
	応答の有無
	指示による開口、頭や腕の挙上、離握手が可能か
疼痛	疼痛の部位・程度・種類
	患者の表情、訴え
	血圧、脈拍数、呼吸状態
手術創	創の状態、出血の有無
ドレーン	ドレーンからの排液量とその性状
	ドレーンの圧迫、屈曲、捻転の有無
尿	量、比重、色、性状
	留置カテーテルの圧迫・屈曲・捻転の有無

水分出納バランス	尿量、排液量、浸出液量、不感蒸泄、発汗
	輸液量、輸血量
	中心静脈圧
その他	顔貌
	皮膚の状態：蒼白、冷感、チアノーゼ、浮腫、発汗、発疹の有無など
	腹部の状態：膨満、緊満、腸蠕動の有無、嘔気・嘔吐の有無など
	点滴刺入部の状態、酸素流量の確認など

- 術後観察時は、プライバシーの保護（肌の露出）に配慮し、チューブ・ドレーン類に注意しながら実施する。
- 転落事故も起こりうるので、ベッド柵をつけるなど、予防に努める。
- 患者に不信感を与えないように、不用意な医療者どうしの会話は避ける。

▶術後の鎮痛の評価：Prince Henry Pain Scale

0	まったく痛みなし
1	咳をすると痛い
2	深呼吸をすると痛い
3	安静時に少し痛い
4	安静にしていても強く痛い

Torda TA, Pybus DA：Extradural administration of morphine and bupivacaine. A controlled comparison. Br J Anesth. 1984；56：141-146.

4 ドレーン

■ドレナージの目的

種類	目的	主なドレーンと主要疾患
治療的ドレナージ	血液や膿汁、滲出液の排除・洗浄などドレーンを用いた治療として挿入	脳室ドレーン（水頭症）、胸腔ドレーン（気胸・血胸・胸水）、PTCD＊1・ENBD＊2（閉塞性黄疸）、イレウス管（腸閉塞）、腎瘻ドレーン（水腎症）
予防的ドレナージ	術後など空気や血液による臓器圧迫を防ぐために予防的に挿入	縦隔ドレーン（心臓手術）、胸腔ドレーン（肺切除術）、右横隔膜下ドレーン（肝切除術）、ウインスロー孔ドレーン（胃切除術）、ダグラス窩ドレーン（S状結腸切除術）
情報ドレナージ	術後出血、縫合不全の早期発見のために挿入	

＊1　PTCD：percutaneous transhepatic cholangio drainage、経皮経肝胆管ドレナージ
＊2　ENBD：endoscopic naso-biliary drainage、内視鏡的経鼻胆管ドレナージ

■ドレーンの挿入部位（例：腹部）

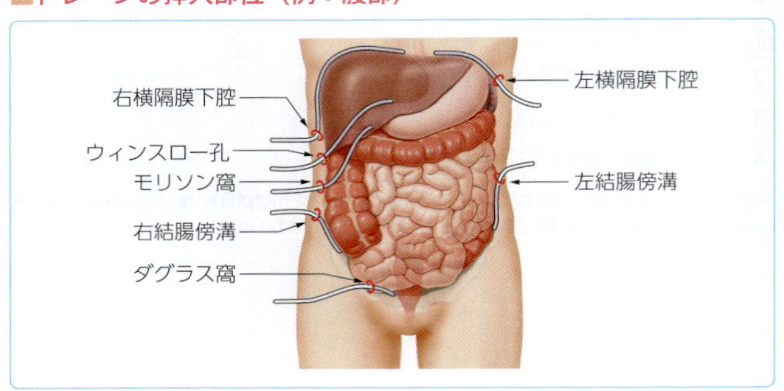

- ドレーンとは、体内に貯留した滲出液などを体外に排出させる管のことである。
- ドレーン挿入中は、挿入部の確認、排液の量・性状・色の観察を行う。
- ドレーンが圧迫や屈曲、捻転により閉塞しないようにドレーン経路を整理する。ドレナージバッグは挿入部位より低位に保つ。
- 必要時ミルキング（チューブをしごく）を行い、排液の流出を促す。

5 ドレーン排液の色

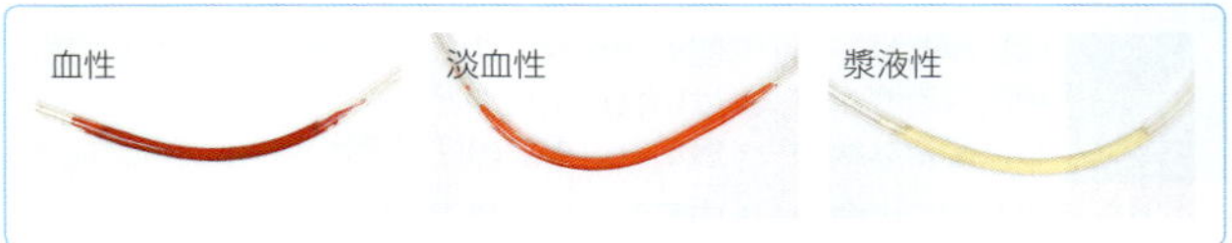

6 ドレーン排液の正常・異常

ドレーン	正常な排液の性状	異常な排液・性状（原因）
胸腔ドレーン	淡血性～漿液性	血性（出血）、混濁・浮遊物（感染）、気体（気胸）、乳白色（乳び胸）
心嚢ドレーン	血性～淡血性	血性（出血）、凝固塊（心タンポナーデ）
腹腔ドレーン	淡血性～漿液性	血性（出血）、混濁・浮遊物（感染）、濃緑色（縫合不全・胆汁漏れ）
胆管ドレーン	濃い黄金色	血性（出血）、混濁（感染胆汁）
膵管ドレーン	無色透明	血性（出血）、ワイン色（膵液漏）
脳室ドレーン	無色透明～淡黄色	血性（出血）、白濁・黄色（感染）
胃管	無色透明	血性あるいはコーヒー残渣様混入（出血）

救急

1 JTASトリアージレベル

レベル	定義	例
レベル1 蘇生	生命または四肢を失う恐れがある状態（または差し迫った悪化の危険がある状態）があり、積極的な治療が直ちに必要な状態	・心肺停止あるいは心肺停止に近い状態 ・重症外傷（GCS < 10の頭部外傷、全身熱傷、気道熱傷など） ・ショック（臓器の重篤な低灌流を認めるもの） ・高度な意識障害（GCS　3〜8。中毒、薬物過量服薬、中枢神経障害、代謝性疾患、けいれん重積など） ・息切れ（重度の呼吸障害）
レベル2 緊急	潜在的に生命や四肢の機能を失う恐れがあるため、医師による迅速な治療が必要な状態	・中等度の意識障害（GCS　9〜13） ・頭部外傷（GCS　10〜13。強い頭痛、意識消失、頸部痛、嘔気嘔吐を伴う場合は注意を要する） ・突然発症の強い頭痛 ・発症早期の脳血管障害 ・化学物質による眼への曝露 ・心原性が疑われる胸痛 ・重篤な喘息発作 ・息切れ（中等度の呼吸障害） ・痛みの強い腹痛、背部痛、鼠径部痛（NRS 8-10／10） ・バイタルサインが不安定な消化管出血や性器出血 ・敗血症が疑われる発熱 ・脱水症状を伴う嘔吐、下痢 ・アナフィラキシー ・抑うつ状態／自傷行為（自殺企図後もしくは明らかな自殺の企図がある）

		・急性発症の精神異常や著しい興奮状態にある患者 ・虐待やDVの被害者
レベル3 **準緊急**	重篤化し救急処置が必要になる潜在的な可能性がある状態。強い不快な症状を伴う場合があり、仕事を行う上で支障がある、または日常生活にも支障がある状態	・受傷機転はハイリスクだが意識晴明で軽微な頭部外傷 ・体動に伴う胸痛（重篤な心疾患や呼吸器疾患が疑わしくないもの） ・軽症から中等症の喘息発作 ・バイタルサインが安定している消化管出血 ・痛みのない少量の性器出血 ・痛みが強い骨折、脱臼、捻挫（NRS　8-10／10） ・抑うつ状態／自傷行為（希死念慮はあるが具体的な自殺企図のないもの）
レベル4 **低緊急**	患者の年齢に関連した症状、苦痛と感じる、潜在的に悪化を生じる可能性のある症状で、1～2時間以内の治療開始や再評価が望ましい状態	・意識晴明で嘔気や頸部痛がない頭部外傷 ・緩徐発症で重篤ではない頭痛 ・痛みが軽度から中等度で視力障害を伴わない角膜異物 ・上気道感染の症状 ・中耳炎や外耳道炎が疑われる耳痛 ・息切れを伴わずバイタルサインの安定した胸痛（心疾患の既往なし） ・腹痛（急性発症だがNRS　4-7／10） ・慢性的な背部痛 ・軽度の外傷（軽度の骨折、捻挫、打撲傷、擦過傷、裂創など）
レベル5 **非緊急**	急性期の症状だが緊急性のないもの、および増悪の有無にかかわらず慢性期症状の一部である場合	・軽度の外傷（打撲傷、擦過傷、縫合不要な裂創） ・咽頭痛、感冒症状 ・通常の月経または閉経後の痛みのない性器出血 ・軽度の腹痛 ・脱水症状を伴わない嘔吐または下痢

日本救急医学会，日本救急看護学会，日本小児救急医学会，日本臨床救急医学会監修：緊急度判定支援システム JTAS2017 ガイドブック．へるす出版，東京，2017：20-22．より一部改変して転載

2 トリアージ基準：START 法

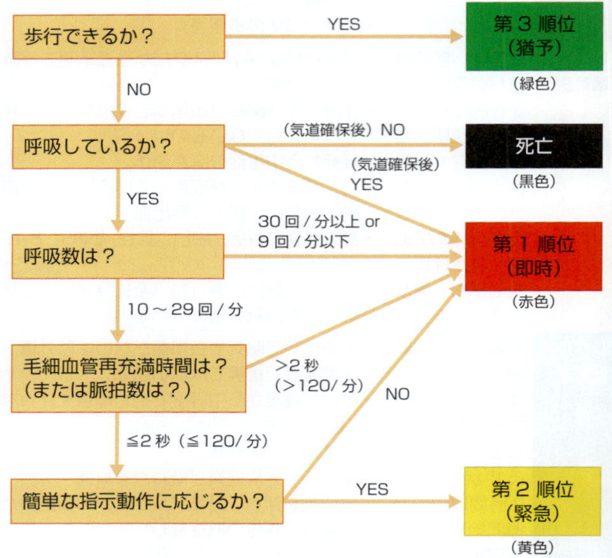

- START 法（simple triage and rapid treatment）は、短時間に傷病者をトリアージする方法として広く使われている。
- トリアージは、1 人の傷病者に対して 30～40 秒で行う。
- 毛細血管再充満時間（CRT：capillary refilling time；キャピラリーレフィリングタイム）は、爪床を指で 5 秒間圧迫し、開放後に色調が回復するのに要する時間であり、循環状態を簡易に評価する方法。ブランチテストともいう。

3 ショック

■ショックの分類別・パラメーターの特徴

↑上昇　↓低下　→不変

	心原性ショック	循環血液量減少性ショック	血液分布異常性ショック	心外閉塞・拘束性ショック
収縮期血圧	↓	↓	↓	↓
脈拍数	↓ or → or ↑	↑	↑ or ↓	↑ or ↓
尿量	↓	↓	↓	↓
中心静脈圧	↑	↓	↑ or ↓	↑

奥寺敬：重症度診断とトリアージ．矢崎義雄監修，磯部光章編，ショックの臨床，医薬ジャーナル社，大阪，2002：85-92．を参考に作成

■ショックスコア（成人の場合）

	0点	1点	2点	3点
収縮期血圧：BP（mmHg）	100≦BP	80≦BP<100	60≦BP<80	BP<60
脈拍数：PR（回/分）	PR≦100	100<PR≦120	120<PR≦140	140<PR
Base excess：BE（mEq/L）	−5≦BE≦+5	+5<BE≦+10 −5>BE≧−10	+10<BE≦+15 −10>BE≧−15	+15<BE −15>BE
尿量：UV（mL/時）	50≦UV	25≦UV<50	0<UV<25	0
意識状態	清明	興奮から軽度の応答遅延	著明な応答遅延	昏睡

判定

0〜4点	5〜10点	11〜15点
非ショック	中等症ショック	重症ショック

Ogawa R, Fujita T：A scoring for a quantitative evaluation of shock. J Surg 1982；12（2）：122-125．を参考に作成

出血量を推定するための理学所見、臨床症状

出血量	15%まで	15〜25%	25〜30%	35〜45%
収縮期血圧 (mmHg)	正常	やや低下 (90〜100)	低下 (60〜90)	著明に低下 (40〜60)
脈拍（回／分）	やや頻脈 (100以下)	頻脈 (100〜120)	頻脈で微弱 (120以上)	触れにくい
ヘマトクリット (%)	40前後	35〜40	30〜35	25〜30
CVP（cmH_2O）	正常 (5〜10)	低下 (3〜5)	著明に低下 (1〜2)	ほとんど0
症状	なし	四肢冷感、乏尿	不安、皮膚蒼白、強い四肢冷感、無尿	意識混濁

ショック指数

計算式

- ショック指数＝心拍数／収縮期血圧
- 正常＝0.5

判断指標

- 軽症：0.5〜1.0
- 中等症：1.0〜1.5
- 重症：1.5〜2.0
- 最重症：2.0以上

（例）

ショック指数	0.5	1.0	1.5	2.0
脈拍数（回／分）	60	100	120	120
収縮期血圧（mmHg）	120	100	80	60
出血量（%）	0	10〜30	30〜50	50〜70

奥寺敬：重症度診断とトリアージ．ショックの臨床，矢崎義雄監修，磯部光章編，医薬ジャーナル社，大阪，2002：85-92．を参考に作成

4 熱傷①：9の法則・5の法則

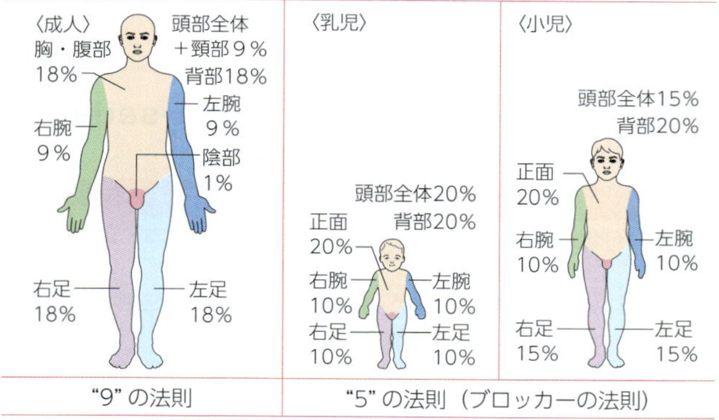

5 熱傷②：熱傷の深度分類

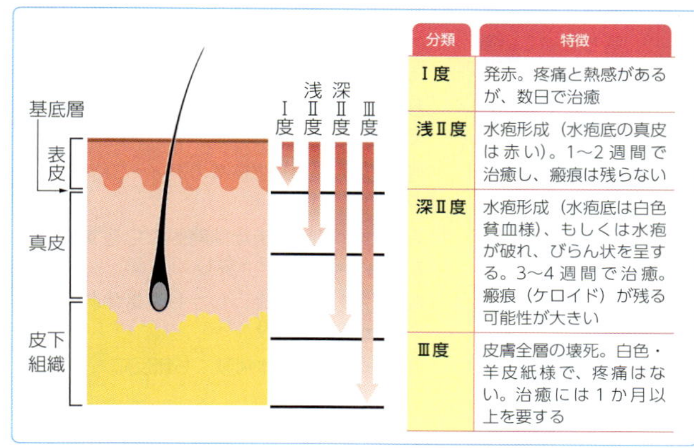

分類	特徴
Ⅰ度	発赤。疼痛と熱感があるが、数日で治癒
浅Ⅱ度	水疱形成（水疱底の真皮は赤い）。1～2週間で治癒し、瘢痕は残らない
深Ⅱ度	水疱形成（水疱底は白色貧血様）、もしくは水疱が破れ、びらん状を呈する。3～4週間で治癒。瘢痕（ケロイド）が残る可能性が大きい
Ⅲ度	皮膚全層の壊死。白色・羊皮紙様で、疼痛はない。治癒には1か月以上を要する

● 熱傷の程度は、熱傷の深さ（皮膚の状態）と広さから判断する。

クリティカルケア

1 RASS（Richmond agitation-sedation scale：鎮静・興奮評価スケール）

スコア	用語	説明	
＋4	好戦的な	明らかに好戦的な、暴力的な、スタッフに対する差し迫った危険	
＋3	非常に興奮した	チューブ類またはカテーテル類を自己抜去；攻撃的な	
＋2	興奮した	頻繁な非意図的な運動、人工呼吸器ファイティング	
＋1	落ち着きのない	不安で絶えずそわそわしている、しかし動きは攻撃的でも活発でもない	
0	意識清明な 落ち着いている		
−1	傾眠状態	完全に清明ではないが、呼びかけに10秒以上の開眼およびアイ・コンタクトで応答する	呼びかけ刺激
−2	軽い鎮静状態	呼びかけに10秒未満のアイ・コンタクトで応答	呼びかけ刺激
−3	中等度鎮静状態	呼びかけに動きまたは開眼で応答するがアイ・コンタクトなし	呼びかけ刺激
−4	深い鎮静状態	呼びかけに無反応、しかし、身体刺激で動きまたは開眼	身体刺激
−5	昏睡	呼びかけにも身体刺激にも無反応	身体刺激

評価法

ステップ1	30秒間、患者を観察する。これ（視診のみ）によりスコア0〜＋4を判定する
ステップ2	1）大声で名前を呼ぶか、開眼するように言う 2）10秒以上アイ・コンタクトができなければ繰り返す。以上2項目（呼びかけ刺激）によりスコア−1〜−3を判定する 3）動きが見られなければ、肩を揺するか、胸骨を摩擦する。これ（身体刺激）によりスコア−4、−5を判定する

＊多くの場合0〜−2が鎮静の目標になる

日本呼吸療法医学会：人工呼吸中の鎮静のためのガイドライン．http://square.umin.ac.jp/jrcm/contents/guide/page03.html（2018.3.6アクセス）より引用

2 ラムゼイ鎮静スケール

スコア	鎮静状態
1	不安不穏状態
2	落ち着いており、協力的
3	命令にのみ反応
4	眠っているが、刺激に対して強く反応する
5	眠っており、刺激に対して反応が鈍い
6	無反応

＊多くの場合2〜5が鎮静の目標となる

Ramsay MA, Savage TM, Simpson BR, et al.：Controlled with alphaxalone-alphadolone. BMJ 1974；2：656-659.

3 SAS（Sedation-agitation scale：鎮静興奮評価スケール）

興奮状態評価

7	危険なほど興奮	●気管チューブやカテーテルを引っ張る ●ベッド柵を越える ●医療者に暴力的 ●ベッドの端から端まで転げ回る
6	非常に興奮	●度重なる注意にもかかわらず静まらない ●身体抑制が必要 ●気管チューブをかむ
5	興奮	●不安、または軽度興奮 ●起き上がろうとするが注意すれば落ち着く
4	平静で協力的	●平静 ●容易に覚醒し、指示に従う
3	鎮静状態	●自然覚醒は困難 ●声がけや軽い揺さぶりで覚醒するが、放置すれば再び眠る ●簡単な指示に従う
2	過度に鎮静	●意思疎通はなく、指示に従わない ●自発的動きが認められることがある。目覚めていないが、移動してもよい
1	覚醒不能	●強い刺激にわずかに反応する、もしくは反応がない ●意思疎通はなく、指示に従わない

鎮静状態評価

＊4 が鎮静の目標となる

日本集中治療医学会 J-PAD ガイドライン作成委員会：日本版・集中治療室における成人重症患者に対する痛み・不穏・せん妄管理のための臨床ガイドライン．日本集中治療医学会雑誌 2014；21（5）：539-579．より一部改変して転載

4 敗血症の定義と診断基準（Sepsis-3）

●敗血症の定義

「感染症に対する制御不能な宿主反応に起因した生命を脅かす臓器障害」

・留意事項

（1）従来の敗血症（SIRS ＋感染症のみ）を除外する

（2）従来の重症敗血症（敗血症＋臓器障害）から“重症”を外す

●敗血症の診断基準

ICU 患者とそれ以外（院外、ER、一般病棟）で区別する

（1）ICU 患者：感染症が疑われ、SOFA*総スコア 2 点以上の急上昇があれば、敗血症と診断する

（2）非 ICU 患者：quick SOFA（qSOFA）**2 項目以上で敗血症を疑う。最終診断は、ICU 患者に準じる

●敗血症性ショックの定義と診断基準

・定義：「死亡率を増加させる可能性のある重篤な循環、細胞、代謝の異常を有する敗血症のサブセット」

・診断基準：適切な輸液負荷にもかかわらず、平均血圧≧ 65mmHg を維持するために循環作動薬を必要とし、かつ血清乳酸値＞ 2mmol/L（18mg/dL）を認める

日本版敗血症診療ガイドライン 2016 作成特別委員会編：日本版敗血症診療ガイドライン 2016. 日本集中治療医学会・日本救急医学会，2016：S16 より引用

＊ SOFA は p.166 を参照　＊＊ quick SOFA は p.167 を参照

Memo

5 SOFA (Sequential [Sepsis-Related] Organ Failure Assessment Score)

スコア	0	1	2	3	4
意識 Glasgow coma scale	15	13～14	10～12	6～9	＜6
呼吸 PaO2/FIO2 (mmHg)	≧400	＜400	＜300	＜200および呼吸補助	＜100および呼吸補助
循環	平均血圧≧70mmHg	平均血圧＜70mmHg	ドパミン＞5μg/kg/min あるいはドブタミンの併用	ドパミン5～15μg/kg/min あるいはノルアドレナリン≦0.1μg/kg/min あるいはアドレナリン≦0.1μg/kg/min	ドパミン＞15μg/kg/min あるいはノルアドレナリン＞0.1μg/kg/min あるいはアドレナリン＞0.1μg/kg/min
肝 血漿ビリルビン値 (mg/dL)	＜1.2	1.2～1.9	2.0～5.9	6.0～11.9	≧12.0
腎 血漿クレアチニン値尿量 (mL/day)	＜1.2	1.2～1.9	2.0～3.4	3.5～4.9 ＜500	≧5.0 ＜200
凝固 血小板数 (×103/μL)	≧150	＜150	＜100	＜50	＜20

Singer M, Deutschman CS, Seymour CW, et al. : The Third International Consensus Definitions for Sepsis and Septic Shock (Sepsis-3). JAMA 2016 ; 315 : 801-10.

- SOFA は、ICU で用いる、敗血症を疑った場合に使われるスコア。

6 qSOFA（Quick SOFA）診断基準

意識変容 呼吸数 ≧ 22/min 収縮期血圧 ≦ 100mmHg

Singer M, Deutschman CS, Seymour CW, et al. : The Third International Consensus Definitions for Sepsis and Septic Shock（Sepsis-3）. JAMA 2016 ; 315 : 801-10.

- q-SOFA は、ICU 以外の病棟・外来などで敗血症を疑った場合に使われるスコア。qSOFA スコアが「2 項目以上該当」の場合、敗血症の可能性が高く、集中治療が必要になる。

Memo

7 播種性血管内凝固症候群（DIC）の概要

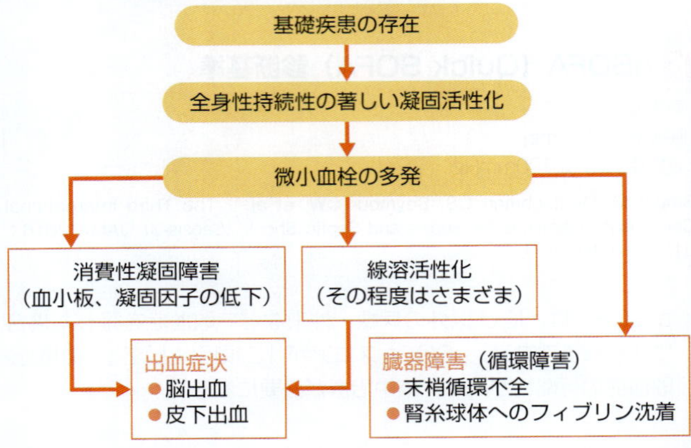

Memo

8 播種性血管内凝固症候群（DIC）診断基準

点数	1点	2点	3点
血清 FDP（μg/mL）	10 ≦　＜ 20	20 ≦　＜ 40	≦ 40
血小板数（× 10^3/μL）	120 ≧　＞ 80	80 ≧　＞ 50	50 ≧
血漿フィブリノーゲン（mg/dL）	150 ≧　＞ 100	100 ≧	
PT 延長時間（正常対照比）	1.25 ≦　＜ 1.67	1.67 ≦	
基礎疾患	あり		
出血	あり		
臓器症状	あり		

判定（白血病その他に該当しない疾患の場合）

5点以下	6点	7点以上
DIC の可能性小	DIC の疑い	DIC

青木延雄，長谷川淳：DIC 診断基準の『診断のための補助的検査成績、所見』の項の改訂について．厚生省特定疾患血液凝固異常症調査研究班，平成 4 年度業績報告集．1988：37-41．より引用

- 播種性血管内凝固症候群（DIC：disseminated intravascular coagulation）は、全身の細小血管に微小な血栓が多発し、凝固因子や血小板が消費され、虚血性臓器不全と出血傾向が現れる病態で、基礎疾患は多様である。
- 播種性血管内凝固が進行すると、多臓器不全に発展し、死に至る可能性のある、予後不良の病態である。
- 白血病など骨髄での血小板産生が低下する群では、血小板数と出血症状のスコアは 0 点とし、総得点に 3 点増点する。
- 肝硬変に近い状態の慢性肝炎では総得点から 3 点減点する。

9 家族アセスメント：CNS-FACE II*

ニード	行動評定項目	コーピング
社会的サポート	1. 患者のことについて他の家族や知人に援助を求める	問題志向的
	2. 仕事や家庭のことについて他の家族や知人に援助を求める	問題志向的
	3. 医師や看護師などの医療職者に援助を求める	問題志向的
	4. 治療費などの経済的なことについて尋ねる	問題志向的
情緒的サポート	5. 患者の死について話をする	情動的
	6. 患者との思い出話をする	情動的
	7. 喜怒哀楽の感情表出がある	情動的
	8. 不安や恐怖を表出する	情動的
	9. 罪責感を表出する	情動的
	10. 上の空または放心状態である	情動的
	11. 落ち着きがない様子である	情動的
安楽・安寧	12. 待合室に関して要望がある	問題志向的
	13. 1人になれる時間、場所を求める	情動的
	14. 病院内外の売店やリラックススペースなどについて尋ねる	問題志向的
	15. 身体的安楽や休息を求める	情動的
	16. 心身の不調を訴える	情動的
情報	17. 患者の状態や安否について尋ねる	問題志向的
	18. 治療や看護について尋ねる	問題志向的
	19. 医療者の話を熱心に聞こうとする	問題志向的
	20. 処置やケアの様子を見たがる	問題志向的
	21. 病気や治療について調べている様子である	問題志向的

接近	22. 患者に励ましやねぎらいの言葉をかける	問題志向的
	23. 患者の身の回りの世話を積極的にする	問題志向的
	24. 患者の身体ケアに参加する	問題志向的
	25. 患者の体に触れる	問題志向的
	26. 面会の回数や時間を増やすように要望する	問題志向的
保証	27. 患者が苦痛なく過ごせることを願っている	情動的
	28. 医療者に感謝やねぎらいの言葉をかける	問題志向的
	29. 医療者に任せたり頼んだりする	問題志向的
	30. 現在の処置やケアに安心感を抱いている	情動的
	31. 現在の病棟での治療や看護を望んでいる	問題志向的

山勢博彰，立野淳子，田戸朝美，山勢善江：CNS-FACE Ⅱ行動評定チェック用紙.（http://ds26.cc.yamaguchi-u.ac.jp/~cnsface/user/html/pdf/checksheet.pdf, http://ds26.cc.yamaguchi-u.ac.jp/~cnsface/user/html/about.html［2018.4.5 アクセス］），2016. より転載

＊CNS-FACE：重症・救急患者家族アセスメントのためのニード＆コーピングスケール、Coping & Needs Scale for Family Assesment in Critical and Emergency care setting. CNS-FACE Ⅱはその改訂版にあたる.

- CNS-FACE Ⅱは、クリティカルケア（救急医療・集中治療など）を受けている患者の家族の心理的側面を量的に測定するツール。
- 31 の行動評定項目を、それぞれ「あてはまらない（1 点）、少しあてはまる（2 点）、あてはまる（3 点）、大変あてはまる（4 点）、認定不可（0 点）」で採点し、ニードとコーピングを評価する。

  ①ニードの評価：認定不可の項目を除き、平均点を求める。点数が高いほど、患者家族の求めるニードの優先順位がわかる。

  ②コーピングの評価：認定不可の項目を除き、平均点を求める。点数が高いほど、患者家族の求めるコーピングの優先順位がわかる。

10 急変徴候

急変のチェックポイント

バイタルサイン	チェックポイント
意識	●いつもと異なる言動：会話がおかしい、多弁である、不要な言動がある、表情が変化している
呼吸	●呼吸回数の増加：頻呼吸 ●呼吸の深さの増加：過呼吸 ●異常な呼吸パターン：クスマウル呼吸、チェーンストークス呼吸、ビオー呼吸、気管支喘息発作 ●努力呼吸：鼻翼呼吸、陥没呼吸 ●異常な呼吸音：副雑音、呼吸音減弱
脈拍	●脈拍数の増加：頻脈 ●脈拍数の減少：徐脈 ●異常な脈拍リズム：結滞、交互脈（1 拍おきに脈が弱くなる）、不整脈
血圧	●収縮期血圧の 20～30%の上昇または低下 ●拡張期血圧の 120～130mmHg 以上への上昇 ●脈圧の狭小化
体温	●異常な熱型：弛張熱、稽留熱 ●悪寒、戦慄
顔貌	●顔面紅潮 ●顔面蒼白 ●無欲様の表情 ●苦悶様の表情
皮膚	●異常発汗　●冷汗　●末梢冷感　●チアノーゼ
姿勢	●起立できないことによる受動的臥位 ●仰臥することが楽なことによる能動的臥位 ●頻回な姿勢の変更 ●起座呼吸 ●前屈姿勢 ●後弓反張（体を弓のように反らせる）

急変を起こす可能性の高い疾患・医療行為

	障害部位	疾患例
急変を起こす可能性の高い疾患	**中枢神経系**	脳血管障害（脳出血、脳梗塞、クモ膜下出血）、てんかん
	循環器系	急性心筋梗塞、不整脈、大動脈解離、肺血栓塞栓症
	呼吸器系	誤嚥、窒息、急性肺炎、気胸、血胸、肺水腫
	消化器系	消化管出血、穿孔、閉塞、感染症、結石嵌頓
	腎泌尿器系	急性尿閉（膀胱タンポナーデを含む）、結石嵌頓
	内分泌・代謝系	高血糖、低血糖、肝性昏睡、電解質異常
	生殖器系	性器出血
	急変時の症状	**急変の原因となる処置例**
医療行為に関連する急変	**出血**	術後、内視鏡的生検・治療後、採血・動脈穿刺後
	アレルギー	抗菌薬、抗がん剤、造影剤、麻酔薬、ゴム製品の使用、輸血
	肺血栓塞栓症	体位変換、歩行開始
	神経反射	浣腸、処置に伴う迷走神経反射
	薬剤過量	誤薬、小児・高齢者
	事故	窒息（食事介助時）、転倒・転落などの外傷、チューブ・ライン抜去、異型輸血

日野原重明監修，岡田定編：看護学生必修シリーズ バイタルサインの見方・読み方．照林社，東京，2005：108．より一部改変して転載

- 急変とは、臨床の経過の予想が大きく外れ、バイタルサインの変化を伴う生命の危機のことをいう。
- 急変時に、最初に確認すべきバイタルサインは、①意識、②呼吸、③循環（血圧・脈拍）である。患者の意識がないことを確認した

ら、1人で何かしようとせず、周囲にいる医療スタッフに応援を求めることが大切である。

- 急変のなかで最も重篤な状態が、心肺停止（CPA：cardiopulmonary arrest）である。

11 聖マリアンナ医科大学病院におけるRRSの起動基準①：8時間以内の急変ハイリスク

項目	内容	指標	Code
全般事項	患者さんに関する何らかの懸念		Ga
呼吸器系	新たに発生した呼吸回数の変化	8回/分以下 or 28回/分以上	Ra
	新たな酸素飽和度の低下	SpO_2 90%未満	Rb
循環器系	新たな収縮期血圧の変化	90mmHg未満	Ca
	新たな心拍数の変化	40回/分以下 or 130回/分以上	Cb
尿路系	新たな尿量の低下	50mL/4h以下	Ua
神経系	新たな意識レベルの変化		Na

聖マリアンナ医科大学病院看護部編：みるみる身につくバイタルサイン．照林社，東京，2014：142．より引用

- RRS（Rapid Response System）は、医療者が患者の状態悪化を発見したとき、あらかじめ定められた起動基準に照らし合わせてRRT（Rapid Response Team）に応援を要請するシステム。この起動基準は、バイタルサインの異常に基づいて作成される。

12 聖マリアンナ医科大学病院におけるRRSの起動基準②：前項11より重症な場合

項目	内容	指標	Code
全般事項	患者さんに関する何らかの懸念		G1
呼吸器系	自発呼吸回数	8回/分未満 or 36回/分以上	R1
	呼吸器	新たな呼吸困難の出現	R2
	SpO_2	5分以上にわたる新たな SpO_2 ≦85%	R3
	その他	気道内出血 or 気道内出血に伴う誤嚥	R4
循環器系	脈拍	新たな症状を伴った40回/分以下 or 130回/分以上、160回/分以上	C1
	収縮期血圧	90mmHg未満　200mmHg以上	C2
	胸痛	新たな胸痛、ニトログリセリンに反応しない胸痛、医師の指示があおげない胸痛	C3
	不整脈	新たな異常な脈	C4
尿路系	尿量	新たに発生した50mL/4時間以下	U1
神経系	急激な意識消失／新たな意識障害の変化／歩行障害／意識障害を伴う転倒／新たな脳卒中／けいれん／新たな顔面や四肢の麻痺		N1〜5
その他	緊急に医師の指示が必要であるにもかかわらず迅速に連絡がとれない場合／チアノーゼなど皮膚色の急激な変化／10分以上の異常な興奮／自殺企図／制御不能な出血／麻薬拮抗薬に反応しない意識障害／制御不能な疼痛／制御不能な30分以上にわたる嘔気・嘔吐		01〜9

聖マリアンナ医科大学病院看護部編：みるみる身につくバイタルサイン．照林社，東京，2014：142．より引用

- 前記のいずれかを満たし、かつ Medical Emergency Team（救命救急センター所属医師と看護師からなるチーム）の起動が適当と判断された場合に起動される。

13 せん妄の診断基準（DSM-5；2013）

A	注意の障害（すなわち、注意の方向づけ、集中、維持、転換する能力の低下）および意識の障害（環境に対する見当識の低下）
B	その障害は短期間のうちに出現し（通常数時間〜数日）、もともとなる注意および意識水準からの変化を示し、さらに 1 日の経過中で重症度が変動する傾向がある
C	さらに認知の障害を伴う（例：記憶欠損、失見当識、言語、視空間認知、知覚）
D	基準 A および C に示す障害は、他の既存の、確定した、または進行中の神経認知障害ではうまく説明されないし、昏睡のような覚醒水準の著しい低下という状況下で起こるものではない
E	病歴、身体診察、臨床検査所見から、その障害が他の医学的疾患、物質中毒または離脱（すなわち、乱用薬物や医療品によるもの）、または毒物への曝露、または複数の病因による直接的な生理学的結果により引き起こされたという証拠がある

日本精神神経学会 日本語版用語監修，高橋三郎，大野裕監訳：DSM-5 精神疾患の診断・統計マニュアル．医学書院，東京，2014：588．より引用

せん妄のサブタイプと臨床的特徴

過活動型	【主症状】刺激されやすく、興奮、錯乱、不穏、幻覚など 【鑑別】24 時間以内に下記 2 項目以上の症状（せん妄発症前より認める症状ではない）が認められた場合 ●運動活動性の量的増加 ●活動性の制御喪失 ●不穏 ●徘徊

混合型	【主症状】両者の特徴を併せもつ 【鑑別】24 時間以内に、過活動型ならびに低活動型両方の症状が認められた場合
低活動型	【主症状】注意の低下、不活発、不適切な会話など 【鑑別】24 時間以内に下記 2 項目以上の症状（せん妄発症前より認める症状ではない）が認められた場合 ●活動量の低下（必須） ●行動速度の低下（必須） ●状況認識の低下 ●会話量の低下 ●会話速度の低下 ●無気力 ●覚醒の低下／ひきこもり

Meagher D, Moran M, Raju B, et al.：A new data-based motor subtype schema for delirium. J Neuropsychiatry Clin Neurosci 2008；20(2)：185-193.

14 せん妄の原因

直接因子	限局性または広汎性の脳疾患：脳血管障害・脳腫瘍・脳圧亢進・脳炎・髄膜炎・てんかん重積状態・てんかん発作後の意識障害
	二次的に脳に影響を及ぼす脳以外の身体疾患：尿毒症・肝不全・呼吸不全・心不全・低血糖・肺炎・敗血症など
	依存性薬物からの離脱：アルコール・抗不安薬など
	中枢神経系に作用する薬物の使用：抗コリン薬・抗てんかん薬など
準備因子	高齢、脳血管障害、認知症、薬物中毒、脱水など
誘発因子	入院による環境の変化、ICU などにおける過剰刺激、治療に伴う行動制限・術後のラインにつながれている状態、疼痛、睡眠妨害要因、心理的ストレス、感覚遮断、拘禁状況、せん妄を起こしやすい薬剤の使用など

15 せん妄を発症する可能性が高い患者の条件

①認知症がある
②ライン類が挿入されている
③睡眠障害がある
④緊急入院である
⑤治療のため安静を強いられている
⑥視覚・聴覚障害がある
⑦心理的ストレスがある

16 せん妄・うつ病・認知症の比較

	せん妄	うつ病	認知症
定義	●意識混濁、注意集中困難、思考の混乱および／または意識レベルの低下を特徴とする医学的な緊急状態	●一連のうつ症状がほとんどの日々、ほとんどの時間、少なくとも２週間にわたってみられ、症状がその個人らしくないほど激しい状態	●短期記憶、意思の疎通、言語、判断力、推理力、抽象的思考に影響するような認知処理能力の漸進的かつ連続的低下
発症	●注意集中困難や意識障害が突然発症（数時間から数日）	●最近の説明のつかない気分の変化。少なくとも２週間続く	●記憶障害（近時記憶障害）から初発し、段階的（数か月から数年）
経過	●短期（数日から数週間続く）、症状は日周的変動、夜間や暗いとき、覚醒時に悪化、治療による回復が可能	●通常は治療による回復が可能。しばしば朝に悪化	●慢性進行性（年単位）、回復不能

思考力・精神症状	●注意集中力、認識力、理解力、思考力の変動 ●誤解・錯覚	●記憶力、集中力、思考力の減退、自尊感情の低下 ●貧困妄想、罪業妄想、身体化障害	●記憶力プラス以下の1つあるいはそれ以上の症状を伴う認知能力の低下：失語、失行、失認および／または実行機能 ●物盗られ妄想、被害妄想、幻覚
睡眠	●妨げられるが決まったパターンはない。その日によって異なる	●妨げられる ●早朝に目覚める、または過剰睡眠	●個人に特有のパターンで妨げられることがある
気分	●感情の変動―激しい表出、怒り、泣く、恐れる（低活動型は表出が乏しくなる）	●気分の落ち込み ●興味または楽しみの低下 ●食欲の変化（過食または食欲不振） ●自殺念慮／企図がありうる	●認知症初期に気分の落ち込み ●うつ病の有病率が高まることがあるが、無気力がより一般的な症状であり、うつ病と混同されることがある

Memo

17 日本語版 CAM-ICU

ステップ 1	RASS（162〜163 頁参照）による評価を行う RASS が－4 または－5 の場合、評価を中止し、後で再評価する RASS が－4 より上（－3〜＋4）の場合、以下のステップ 2 に進む
ステップ 2	せん妄評価 所見 1 ＋所見 2 ＋所見 3（または所見 4）がそろえばせん妄と診断 所見 1 ＋ 所見 2 ＋ 所見 3 または 所見 4 ＝ せん妄

CAM-ICU 所見と種類

所見 1. 急性発症または変動性の経過	ある	なし
A. 基準線からの精神状態の急性変化の根拠があるか？ あるいは B. （異常な）行動が過去 24 時間の間に変動したか？ すなわち、移り変わる傾向があるか、あるいは、鎮静スケール（例えば RASS）、グラスゴーコーマスケール（GCS）または以前のせん妄評価の変動によって証明されるように、重症度が増減するか？		
所見 2. 注意力欠如	**ある**	**なし**
注意力スクリーニングテスト Attention Screening Examination（ASE）の聴覚か視覚のパートでスコア 8 点未満により示されるように、患者は注意力を集中させるのが困難だったか？		
所見 3. 無秩序な思考	**ある**	**なし**
4 つの質問のうちの 2 つ以上の誤った答えおよび／または指示に従うことができないことによって証明されるように無秩序あるいは首尾一貫しない思考の証拠があるか？		

質問（セット A とセット B を交互に）：

セット A
1. 石は水に浮くか？
2. 魚は海にいるか？
3. 1 グラムは、2 グラムより重いか？
4. 釘を打つのにハンマーを使用してもよいか？

セット B
1. 葉っぱは水に浮くか？
2. ゾウは海にいるか？
3. 2 グラムは、1 グラムより重いか？
4. 木を切るのにハンマーを使用してもよいか？

指示
1. 評価者は、患者の前で評価者自身の 2 本の指を上げて見せ、同じことをするよう指示する
2. 今度は評価者自身の 2 本の指を下げた後、患者にもう片方の手で同じこと（2 本の指を上げること）をするよう指示する

所見 4. 意識レベルの変化	ある	なし
患者の意識レベルは清明以外の何か、例えば、用心深い、嗜眠性の、または昏迷であるか？　（例えば評価時に RASS の 0 以外である） ・意識明瞭：自発的に十分に周囲を認識する ・用心深い / 緊張状態：過度の警戒 ・嗜眠性の：傾眠傾向であるが、容易に目覚めることができる、周囲のある要素には気づかない。または、軽く刺激すると十分に認識する ・昏迷：強く刺激したときに不完全に目覚める。または、力強く、繰り返し刺激したときのみ目覚め、刺激が中断するや否や昏迷患者は無反応の状態に戻る		
CAM-ICU の全体評価（所見 1 と所見 2 かつ所見 3 か所見 4 のいずれか）：	はい	いいえ

■注意力スクリーニングテスト（ASE）——聴覚テストと視覚テスト

A. 聴覚（文字）ASE	**指示**：次のことを患者に言いなさい、「今から私があなたに10の一連の数字を読んで聞かせます。あなたが数字1を聞いたときは常に、私の手を握りしめることで示してください」以下の10の数字を通常のトーン（ICUの雑音の中でも十分に聞こえる大きさ）で、1数字1秒の速度で読みなさい 2314571931 **スコア**：患者が数字1のときに手を握り締めた回数と患者が数字1以外のときに握り締めなかった回数の総和
B. 視覚（絵）ASE	＊以下のひとくくりの絵を見なさい（Packet AとPacket B：Packet＝ひとくくりの組）＊ **ステップ1**：5つの絵を見せる **指示**：次のことを患者に言いなさい。「_____さん、今から私があなたのよく知っているものの絵を見せます。何の絵を見たか尋ねるので、注意深く見て、各々の絵を記憶してください。」そしてPacket AまたはPacket B（繰り返し検査する場合は日替わりにする）のステップ1を見せる。ステップ1のPacket AまたはBのどちらか5つの絵をそれぞれ3秒間見せなさい **ステップ2**：10の絵を見せる **指示**：次のことを患者に言いなさい。「今から私がいくつかの絵を見せます。そのいくつかはすでにあなたが見たもので、いくつかは新しいものです。前に見た絵であるかどうか、「はい」の場合には首をたてに振って（実際に示す）、「いいえ」の場合には首を横に振って（実際に示す）教えてください。」そこで、どちらか（Packet AまたはBの先のステップ1で使ったほうのステップ2）の10の絵（5つは新しく、5つは繰り返し）をそれぞれ3秒間見せなさい

	スコア：このテストは、ステップ2の間、正しい「はい」または「いいえ」の答えの数をスコアとする。高齢患者への見え方を改善するために、絵を15cm × 25cmの大きさにカラー印刷し、ラミネート加工する 注：眼鏡をかける患者の場合、視覚ASEを試みるとき、彼／彼女が眼鏡をかけていることを確認しなさい

日本呼吸療法医学会：人工呼吸中の鎮静のガイドライン．http://square.umin.ac.jp/jrcm/contents/guide/page03.html（2018.3.6 アクセス）より一部改変して転載

- 日本語版CAM-ICUは、RASSをもとにせん妄を評価するのに適しているとされている。

Memo

part 4 疾患・領域別項目 クリティカルケア

18 せん妄の評価（ICDSC）

1. 意識レベルの変化 (A) 反応がないか、(B) 何らかの反応を得るために強い刺激を必要とする場合は評価を妨げる重篤な意識障害を示す。もしほとんどの時間（A）昏睡あるいは（B）昏迷状態である場合、ダッシュ（—）を入力し、それ以上評価を行わない (C) 傾眠あるいは、反応までに軽度ないし中等度の刺激が必要な場合は意識レベルの変化を示し、1点である (D) 覚醒、あるいは容易に覚醒する睡眠状態は正常を意味し、0点である (E) 過覚醒は意識レベルの異常と捉え、1点である	＿＿＿
2. 注意力欠如：会話の理解や指示に従うことが困難。外からの刺激で容易に注意がそらされる。話題を変えることが困難。これらのうちいずれかがあれば1点	＿＿＿
3. 失見当識：時間、場所、人物の明らかな誤認。これらのうちいずれかがあれば1点	＿＿＿
4. 幻覚、妄想、精神障害：臨床症状として、幻覚あるいは幻覚から引き起こされていると思われる行動（例えば、空をつかむような動作）が明らかにある。現実検討能力の総合的な悪化。これらのうちいずれかがあれば1点	＿＿＿
5. 精神運動的な興奮あるいは遅滞：患者自身あるいはスタッフへの危険を予防するために追加の鎮静薬あるいは身体抑制が必要となるような過活動（例えば、静脈ラインを抜く、スタッフをたたく）。活動の低下、あるいは臨床上明らかな精神運動遅滞（遅くなる）。これらのうちいずれかがあれば1点	＿＿＿
6. 不適切な会話あるいは情緒：不適切な、整理されていない、あるいは一貫性のない会話。出来事や状況にそぐわない感情の表出。これらのうちいずれかがあれば1点	＿＿＿

7. **睡眠／覚醒サイクルの障害**：4 時間以下の睡眠、あるいは頻回な夜間覚醒（医療スタッフや大きな音で起きた場合の覚醒を含まない）。ほとんど 1 日中眠っている。これらのうちいずれかがあれば 1 点	＿＿＿＿
8. **症状の変動**：上記の徴候あるいは症状が 24 時間のなかで変化する（例えば、その勤務帯から別の勤務帯で異なる）場合は 1 点。	＿＿＿＿

※ 8 時間のシフトすべて、あるいは 24 時間以内の情報に基づき完成される。「明らかな徴候がある＝ 1 ポイント：アセスメント不能」、「あるいは徴候がない＝ 0」で評価する。それぞれの項目のスコアを対応する空欄に 0 または 1 で入力する。

Bergeron N, Dubois MJ, Dumont M, et al.：Intensive Care Delinium Screening Checklist：evaluation of a new screenig tool. *Intensive Care Med* 2001；27：859-864.
翻訳と評価：卯野木健，水谷太郎，櫻本秀明
卯野木健：簡便にせん妄を評価できるツールは？. EB Nursing 2010；10（4）：32. より引用

● ICDSC（Intensive Care Delirium Screening Checklist）は、患者の行動を客観的に観察することによって測定する尺度である。合計点 4 点以上でせん妄と判定。

Memo

part 4 疾患・領域別項目 クリティカルケア

医療安全

1 インシデント影響度分類

レベル	傷害の継続性	傷害の程度	傷害の内容
レベル 5	死亡		死亡（原疾患の自然経過によるものを除く）
レベル 4b	永続的	中等度～高度	永続的な障害や後遺症が残り、有意な機能障害や美容上の問題を伴う
レベル 4a	永続的	軽度～中等度	永続的な障害や後遺症が残ったが、有意な機能障害や美容上の問題は伴わない
レベル 3b	一過性	高度	濃厚な処置や治療を要した（バイタルサインの高度変化、人工呼吸器の装着、手術、入院日数の延長、外来患者の入院、骨折など）
レベル 3a	一過性	中等度	簡単な処置や治療を要した（消毒、湿布、皮膚の縫合、鎮痛剤の投与など）
レベル 2	一過性	軽度	処置や治療は行わなかった（患者観察の強化、バイタルサインの軽度変化、安全確認のための検査などの必要性は生じた）
レベル 1	なし		患者への実害はなかった（何らかの影響を与えた可能性は否定できない）

レベル 0	―		エラーや医薬品・医療用具の不具合が見られたが、患者には実施されなかった
その他			

国立大学附属病院長会議常置委員会 医療安全管理体制担当校：国立大学附属病院における医療上の事故等の公表に関する指針（改訂版）．http://www.univ-hosp.net/guide_cat_04_15.pdf（2018.4.6 アクセス）より転載

Memo

2 転倒予防チェックポイント

1．転倒歴 □あり（　　　年間に　　　回）		□なし
2．転倒状況（「あり」の場合）：		
3．転倒のリスク □身体機能のリスク大	□認知機能のリスク大	□環境リスク大
1）患者の要因・特徴 ①歩き方→該当するものをチェック □遅い　□歩幅が狭い □手が振れない □下を見て歩く	□足底全体で接地する □すり足歩行 □跛行	□膝が曲がっている □ちょこちょこ歩き
②身体の特徴→該当するものをチェック □筋力低下 □麻痺 □外反母趾 □（りんご型）肥満 □動作が緩慢	□関節可動域縮小 □視覚障害 □痛み □円背	□平衡機能低下 □起立性低血圧 □扁平足 □不眠
③疾患→該当するものをチェック □パーキンソン □白内障	□脳血管疾患 □心疾患・呼吸器疾患	□筋・骨格疾患 □脂質異常症
④服薬→該当するものをチェック □睡眠薬 □服薬数が多い・増加した	□降圧薬	□向精神薬
⑤認知・情動→該当するものをチェック □認知症 □転倒への無関心	□せん妄 □身体機能の過信	□抑うつ
⑥転倒恐怖感	□あり	□なし
2）環境の要因・特徴 ①つまずき・滑りの誘因の排除→問題があったところをチェック □滑りやすい床 □通路の障害物 □滑るラグマット	□敷居や段差 □不適切な照明	□不安定な家具 □絨毯のめくれ
②アクセシビリティ（近づきやすさ、使いやすさ）の確保→問題があったところをチェック □手すり □照明スイッチ	□歩行補助具 □ベッドとトイレ（ポータブルトイレ）の位置	□ナースコール
③運動を妨げる服装・装飾品の制限→問題があったところをチェック □足にフィットしない履物 □メガネ（遠近両用メガネ）	□履物をきちんと履かない □長いズボン・スカート	□滑る靴下

征矢野あや子：転倒予防の標準ケア計画．照林社編集部編，最新 転倒・抑制防止ケア．照林社，東京，2002：17．より引用

3 輸液ポンプ・シリンジポンプのチェックポイント

起こりやすいミス		対策
輸液ポンプ	送液不良	・チューブは、輸液ポンプのフィンガー部に、まっすぐにきちんとはめる ・クレンメは基本的にポンプの下につける。上につける場合はオープンにする ・輸液ボトルが瓶で粘稠液の場合は、エア針が詰まりやすいので注意する
	フリーフロー	・輸液ポンプのドアを開ける際は、必ずクレンメを閉じる（エア混入時や検査時にポンプを外すときなど）
	設定ミス	・輸液開始後、必ず滴数を目視で数えて確認する [1 分間当たりの滴下数] 1 分間当たりの滴下数＝予定量〔mL〕×（滴 /mL）／点滴時間（分） [小児用輸液セット（60 滴）の滴下数] 1 分間当たりの滴下数＝1 時間当たりの予定量〔mL〕 [成人用輸液セット（20 滴）の滴下数] 1 分間当たりの滴下数＝ 1 時間当たりの予定量〔mL〕／3
シリンジポンプ	サイフォニング現象	・注射器の外筒と内筒をシリンジポンプの溝にそれぞれきちんとはめる（特に内筒に注意） ・静脈圧を考慮し、高低落差が出ないように設置する高さを調節する ・流量設定後には、指さし確認を再度実施する

- 輸液ポンプ・シリンジポンプは、機種によってディスプレイの表示方法が異なるため、設定ミスが起こりやすい。機材の使用方法・機能を正しく理解し、ダブルチェックで設定ミスを防止する。
- 確認時には方法を 1 つに限定せず、視点を変えて実施する。
- 三方活栓使用時には、切り替えミスやゆるみ、エア混入などが起こりやすいため、特に注意が必要である。

4 点滴中のチェックポイント

<table>
<tr>
<td>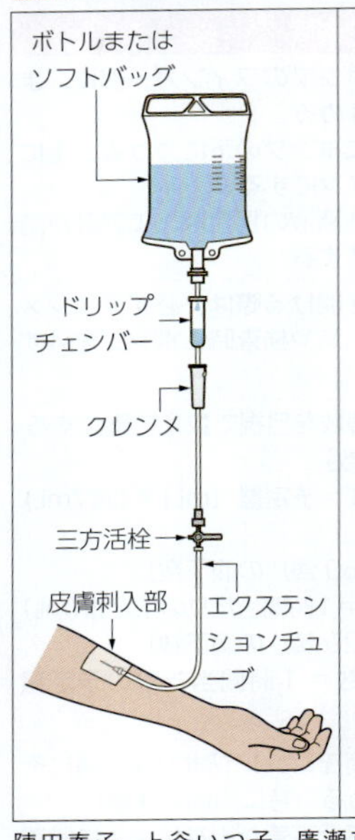
</td>
<td>・残量：指示通り注入できているか
・性状：追加薬剤などによる変質はないか
・日光が当たるようなことはないか
・高さ：適当であるか（必要時、エア針は刺入されているか）

・滴下速度：指示どおりか
・体動などで滴数が急激に変化することはないか
・チェンバー内の液量は適当か（1／2～1／3）
・スタンドの高さを考慮しながら微調整する

・三方活栓のコックは正しい位置か
・三方活栓の蓋はきちんとされているか
・接続部のゆるみ、点滴漏れはないか
・点滴ルートの屈曲、圧迫はないか
・固定は確実か、テープによるかぶれはないか
・刺入部から液の漏れや出血はないか
・腫脹・疼痛はないか（血管外漏出の可能性）
・血管に沿って発赤・疼痛など静脈炎の症状はないか</td>
</tr>
</table>

陣田泰子，上谷いつ子，廣瀬京子，他編著：注射・輸液Q&A．照林社，東京，2001：44．を参考に作成

※輸液ラインのみでなく患者の表情、姿勢にも気をつける

※意識障害がある患者の場合は、点滴スタンドは患者の手の届かない場所に置く

- 静注・点滴時には、特に血管外漏出に気をつけて観察する。
- 一般に、浸透圧が高い（高張液）ほど、量が多いほど、漏出時の組織傷害の危険度は高くなる。抗がん剤や造影剤は特に注意。一般輸液でも組織傷害は起こりうるので、十分な注意が必要である。

5 静脈炎スケール

等級	臨床上の判定基準
0	症状なし
1	挿入部に、紅斑（疼痛の有無は問わない）あり
2	挿入部に、紅斑または浮腫を伴う疼痛あり
3	挿入部に、紅斑または浮腫を伴う疼痛あり 索条形成あり 静脈の索条硬結が触知可能
4	挿入部に、紅斑および／または浮腫を伴う疼痛あり 索条形成あり 長さ 1 インチ*を上回る静脈の索条硬結が触知可能 排膿あり

INS（Infusion Nurses Society）：Policies and Procedures for Infusion Nursing（4th ed），2011.
＊1 インチ＝約 25mm
翻訳版：宮坂勝之 総監修，塚本陽子 監訳：輸液看護の方針と手順．株式会社メディコン資料：99. より引用

- 静脈炎は、主にカテーテル感染によって起こる。
- 定期的なカテーテル留置部位の観察、静脈炎の徴候（発赤、腫脹、熱感、疼痛など）を早期に発見し、すみやかに抜去する。

静脈炎の例

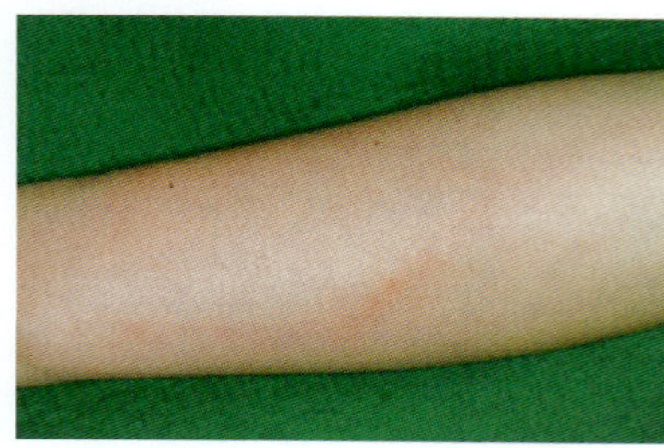

［写真提供］進藤知恵子先生（聖路加国際病院　ナースマネジャー）

6 誤薬防止チェックポイント

起こりやすい事故		対策
情報	指示受け時のミス	・注射指示箋のほかに専用ワークシートを作るなど、フォーマットを変更したり目印をつけたりすることで、情報を正しく読み取れるようにする ・薬品の名称に含まれる規格の数字と使用量を見誤らないように注意する ・単位の見誤り（mg、mL、A など）に注意する
	中止・変更時のミス	・処方内容が必ず実施者である看護師に届くようなルールを整備する
	口頭指示によるミス	・口頭指示はできるだけ避ける。やむを得ない場合は、内容を復唱し、カルテに記入して医師に確認してもらう ・略称などを避け、使用量・単位・回数は医師にはっきり発音してもらい、必ず復唱する
モノ	管理におけるミス	・冷所保存の薬剤が常温に放置される時間が極力短くてすむようなシステムを作る ・高カロリー輸液や抗生物質など、使用時に隔壁開通が必要なものも多いため、必ず使用前に確認する ・名称・外観の類似した薬品は、取り違えが起こらないように近くに置かない。取り出す際には必ず呼称確認し、他者のチェックを受ける
	配合変化	・配合により白濁を生じたら、使用してはいけない。投与直前・投与中にも、薬液の状態に気をつけて確認する ・3 剤以上の混合はできるだけ避ける ・同一ルートから別の薬液を投与する際は、投与前に生理食塩液などで前の薬剤を十分に洗い流してから実施する
	インスリンに関するミス	・インスリン計量時には mL 換算が不要な専用シリンジを使用する ・低血糖への対処法を理解し、発生時には素早く適切に対応できるようにする

作業	**作業中断によるミス**	・複数の看護師で１つの混注作業を行わない ・伝達ミスを避けるため、準備と実施はできるだけ同じ人が行う ・混注作業時には、ナースコールや電話に対応できるように、必ず１人フリーの看護師を置く ・作業は中断せず集中して行うのが望ましい。ただし、やむを得ない場合は、必ず再確認を行ってから作業を再開する
	患者取り違えミス	・投与前には呼びかけによる氏名の確認、ベッドネームとボトル・注射器の照らし合わせを行う。名前が言える患者には、自分から名前を言ってもらう ・バーコードシステムの導入 ・患者の状態や治療内容、使用薬剤の効能・用法の理解
	投与経路のミス	・アンプル・バイアルに表記されている投与経路を必ず確認する ・医師に必ず投与経路の指示を受ける。経験のない投与経路を指示された場合は、その正当性を確認する ・血管ルートへの内服薬の誤投与：注射薬以外の投与に用いる注射筒を色違いにする、互換性のないチューブ接続器具を使用するなど、事故防止に努める
	未実施	・患者に治療について説明し、看護師が施行しに来ない場合は知らせてもらう ・できるだけ昼間に指示が終わるように、医師と相談する
	三方活栓に関するミス	・三方活栓の向きを、観察時に指さし確認する。巡視時には、ボトルから針の刺入部までを上から下に順に確認するとよい ・できるだけ閉鎖式システムに変更する

（次頁へ続く）

作業	針刺し事故	・針廃棄容器に針を処理する ・針廃棄容器の中身が8分目になったら確実に封印し、新しいものに取り替える ・万が一針刺し事故を起こした場合は、流水で血液を5分間しぼり出し、すみやかに上司に報告、感染対策マニュアルに準じた行動をとる ・トレイを使用する

麻生飯塚病院，早稲田大学棟近研究室：早わかり医療事故防止ノート．照林社，東京，2005：15-44．を参考に作成

● 与薬事故は、看護師だけの努力ではなくならない。医師・薬剤師と協働し、ミスを未然に防ぐシステムを構築していく必要がある。

Memo

7 ドレーンで起こりやすい問題

起こりやすい事故	対策
ねじれ・屈曲・圧迫	● **ドレーンの位置、排液状態、患者の動き**：ガーゼ交換・更衣・排泄後に確認 ● **固定**：吸引装置を使わない場合は排液方向を意識した固定になっているか、固定は適切か
接続外れ・抜去	● **医療側要因**：処置・ケア・移動時に確認。接続部をテープなどでとめる ● **患者側要因**：自己抜去防止のため患者・家族に説明。やむを得ない場合は同意書を得たうえで抑制
閉塞	● **定期的なミルキング**：操作中のドレーン抜去に注意（ミルキング禁止の場合もあるので注意） ● クランプの開放忘れに注意
感染	● **定期的な刺入部の観察**：発赤、腫脹、排液の異常、悪臭など ● **定期的な刺入部のケア**：周囲の皮膚乾燥・清潔保持 ● **接触感染**：処置前の手洗い・創部の消毒の不足、排液バッグ交換時の不潔操作がないように注意
疼痛	● 挿入部の観察。挿入部の除圧の工夫。鎮痛薬使用
合併症	● 挿入部の状態・ドレーンからの排液状態・性状の観察 ● バイタルサインの定期的観察

Memo

8 経皮経肝胆管ドレナージ（PTCD）

起こりやすい事故	対策
腹腔内出血、 胆管炎、 敗血症など	●感染徴候（発熱、持続する腹膜刺激症状を伴う腹痛、放散痛、悪寒・戦慄、排液混濁など）に注意して観察 ●ドレーン挿入当日はバイタルサインの確認 ●出血性／敗血症性ショックの兆候観察
腹腔内逸脱、 胆汁漏出	●異常のサイン（腹痛、肩の痛み、胆汁排液の急激な減少）に注意して観察 ●固定の不備、肝・横隔膜の動き、呼吸、体位、ドレーン位置のズレ、長時間のクランプが原因で起こるため、注意する ●胆汁が腹腔内に漏出すると、腹膜炎を併発する危険性が高い

9 胸腔ドレナージ

起こりやすい事故	対策
事故抜去による緊張性気胸	●発見から処置までの時間が生命予後を左右するため、抜去部の空気漏れの有無、患者の呼吸状態、バイタルサインの変化に注意して医師に報告、再挿入の準備 ●すみやかにドレーンを挿入して脱気・排気する
閉塞・皮下迷入	●常に陰圧をかけるため、急激な圧上昇・排液量減少があったら点検。通常、吸引圧は－10～－20cmH_2O ●水封部の呼吸性移動の有無を確認 ●**エアリーク**：肺からの空気もれや胸腔内の空気残量により出現。閉塞すると気胸となるため、定期的に水封部の水泡を確認

10 脳室ドレナージ

起こりやすい事故	対策
出血・液漏れ・接続外れ	●**閉鎖回路式ドレナージシステム使用時**：挿入部からの出血・液漏れ・接続外れがあった場合は医師に報告し清潔操作で対応
頭蓋内圧管理	●**正しい設定圧**：スケール（目盛り）をドレーン指示棒に貼り、外耳孔を水準棒で水平に合わせたところをゼロ点（圧基準）とし、指示の高さにドレーンの滴下口を合わせる。ドレーンの高さ設定は、医師の指示どおりに厳重に管理する ●あらゆる処置の後に、必ずゼロ点を修正
拍動の異常	●患者の心拍に伴ってドレーン内の髄液面が拍動しているかを確認 ●拍動が弱まっているときはドレーンの閉塞・屈曲・抜去の可能性がある
オーバードレナージ、逆流	●基本的に、移動・体位変換時にはドレーンをクランプ。クランプ操作時の閉鎖・開放忘れに注意 ●エアフィルターが濡れていないか確認

Memo

11 深部静脈血栓症（DVT）：PTE（肺血栓塞栓症）／DVT 疾患可能性の評価

PTE用			
Wells score（PTE）	**Point**	**改訂 Geneva score**	**Point**
PE または DVT の既往	1.5	年齢＞65	1
心拍数＞100/分	1.5	PE または DVT の既往	3
最近の手術または長期臥床	1.5	1か月以内の手術または骨折	2
DVT の臨床徴候	3	活動性のがん	2
PE 以外の可能性が低い	3	片側性の下肢痛	3
血痰	1	血痰	2
活動性のがん	1	心拍数	
		75～95/分	3
		≧95/分	5
		下肢深部静脈分布に沿った圧痛と片側の浮腫	4
低い	＜2	低い	0～3
中等度	2～6	中等度	4～10
高い	＞6	高い	≧11

Wells PS, Anderson DR, Rodger M, et al.：Derivation of a simple clinical model to categorize patients probability of pulmonary embolism：increasing the models utility with the SimpliRED D-dimer. Thromb Haemost 2000；83(3)：416-420.

Le Gal G, Righini M, Roy PM, et al.：Prediction of pulmonary embolism in the emergency department：the revised Geneva score. Ann Intern Med 2006；144：165-171.

Wells PS, Anderson DR, Rodger M, et al.：Evaluation of D-dimer in the diagnosis of suspected deep-vein thrombosis. N Engl J Med 2003；349：1227-1235.

保田知生，武田亮二：基礎講座・糖尿病患者の“血管を診る”～画像化と機能評価～静脈血栓塞栓症．Diabetes Frontier 2012；23(6)：729-736．を参考に作成

DVT用

Wells score（DVT）	Point
がん	1
麻痺または最近のギプス装着	1
臥床安静＞3日、 または4週間以内の手術	1
下肢深部静脈分布に沿った圧痛	1
下肢全体の腫脹	1
腓腹部の左右差＞3cm	1
片側の圧痕浮腫	1
表在静脈の拡張	1
DVTより疑わしい他疾患の存在	－2

低い	0
中等度	1〜2
高い	≧3

Memo

12 Team STEPPS

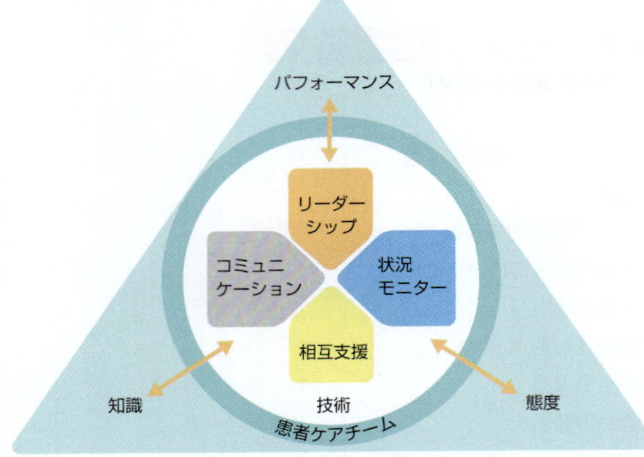

Department of Defense（DoD）Patient Safety Program Agency for Healthcare Research and Quality（AHRQ），邦訳：国立保健医療科学院政策科学部安全科学室．より引用

- Team STEPPSは、良好なチームワークを確立し、医療行為全般のパフォーマンス（医療行為の経過から結果までの全過程の行い方）と患者の安全性を高めるために、米国において国防総省や航空業界などの事故対策実績を元に作成されたチーム戦略。
- Team STEPPSは、さまざまな職種で構成される患者のケアチームが、1．リーダーシップ、2．状況モニター、3．相互支援、4．コミュニケーションという4つの主要技能を体得・実践することで、メンタルモデルの共有（コミュニケーションを通して医療行為に関する認識、理解、知識などがチームメンバー間で共有されていること）をはかり、チームとして安全で有益な知識・考え方、態度、成果が得られる戦略。

13 安全な医療を提供するための10の要点

①〔安全文化〕
根づかせよう安全文化　みんなの努力と活かすシステム
②〔対話と患者参加〕
安全高める患者の参加　対話が深める互いの理解
③〔問題解決型アプローチ〕
共有しよう　私の経験　活用しよう　あなたの教訓
④〔規則と手順〕
規則と手順　決めて　守って　見直して
⑤〔職員間のコミュニケーション〕
部門の壁を乗り越えて　意見かわせる　職場をつくろう
⑥〔危険の予測と合理的な確認〕
先の危険を考えて　要点おさえて　しっかり確認
⑦〔自己の健康管理〕
自分自身の健康管理　医療人の第一歩
⑧〔技術の活用と工夫〕
事故予防　技術と工夫も取り入れて
⑨〔与薬〕
患者と薬を再確認　用法・用量　気をつけて
⑩〔環境整備〕
整えよう療養環境　つくりあげよう作業環境

厚生労働省医政局 医療安全対策検討会議ヒューマンエラー部会：安全な医療を提供するための10の要点．より引用

Memo

14 SBAR

Situation（状況）	患者に何が起こっているか	（例）先ほどから急に息苦しさを訴えはじめて、呼吸が浅く促迫になってきました
Background（背景）	臨床的背景と状況	（例）心不全の状態を繰り返している患者です
Assessment（評価）	問題は何か	（例）昨日からの排尿量が少なくなっています。下肢のむくみが強くなっています
Recommendation and Request（提案）	解決するためには何をすればいいか	（例）酸素吸入を 2L で開始しますがいいでしょうか。至急の指示をお願いします

AHRQ（米国医療研究品質局），国立保健医療科学院安全科学室 訳・編集：チーム STEPPS ポケットカード．エキスパートナース 2010 特別付録；26（15）：22．より一部改変して引用

- Team STEPPS によって開発された、医療安全のためのコミュニケーションツールの 1 つである。
- 患者急変時に患者の状態を即座にチーム内に伝達するために用いられる。

Memo

自立度

1 Barthel インデックス

食事	10：自立、自助具などの装着可。標準的時間内に食べ終える 5：部分介助（例えば、おかずを切って細かくしてもらう） 0：全介助
車椅子からベッドへの移乗	15：自立、車椅子のブレーキやフットレストの操作も含む（歩行自立も含む） 10：軽度の部分介助または監視を要する 5：座ることは可能であるが、ほぼ全介助 0：全介助または不可能
整容	5：自立（洗面、整髪、歯磨き、髭剃り） 0：部分介助または全介助
トイレ動作	10：自立（衣服の操作、後始末を含む。ポータブル便器などを使用している場合はその洗浄も含む） 5：部分介助。体を支える、衣服、後始末に介助を要する 0：全介助または不可能
入浴	5：自立 0：部分介助または不可能
歩行	15：45m 以上歩行。補装具（車椅子、歩行器は除く）の使用の有無は問わない 10：45m 以上の介助歩行。歩行器使用を含む 5：歩行不能の場合、車椅子にて 45m 以上の操作可能 0：上記以外
階段昇降	10：自立、手すりなどの使用の有無は問わない 5：介助または監視を要する 0：不能

（次頁へ続く）

着替え	10：自立、靴、ファスナー、装具の着脱を含む 5：部分介助、標準的な時間内、半分以上は自分で行える 0：上記以外
排便コントロール	10：失禁なし。浣腸、坐薬の取扱いも可能 5：時に失禁あり。浣腸、坐薬の取扱いに介助を要する者も含む 0：上記以外
排尿コントロール	10：失禁なし。収尿器の取扱いも可能 5：時に失禁あり。収尿器の取扱いに介助を要する者も含む 0：上記以外

判定	100点*	60点	40点	0点
	全自立	部分自立	大部分介助	全介助

＊車椅子使用者の全自立は歩行と階段を評価しないので80点

Mahoney FL, Barthel DW. Functional evaluation：the Barthel index. *Maryland State Medical Journal* 1965；14（2）：61-65. より引用

2 機能的自立度評価表（FIM）

評価項目

1. セルフケア	食事	咀嚼、嚥下を含めた食事動作
	整容	口腔ケア、整髪、手洗い、洗顔など
	清拭	風呂、シャワーなどで首から下（背中以外）を洗う
	更衣（上半身）	腰より上の更衣および義肢装具の装着
	更衣（下半身）	腰より下の更衣および義肢装具の装着
	トイレ動作	衣服の着脱、排泄後の清潔、生理用具の使用
2. 排泄コントロール	排尿管理	排尿管理、器具や薬剤の使用を含む
	排便管理	排便管理、器具や薬剤の使用を含む

3. 移乗	ベッド・椅子・車椅子	それぞれの間の移乗、起立動作を含む
	トイレ	便器へ（から）の移乗
	浴槽・シャワー	浴槽、シャワー室へ（から）の移乗
4. 移動	歩行・車椅子	屋内での移動、または車椅子移動
	階段	12〜14 段の階段昇降
5. コミュニケーション	理解	聴覚または視覚によるコミュニケーションの理解
	表出	言語的または非言語的表現
6. 社会的認知	社会的交流	他患者、スタッフなどとの交流、社会的状況への順応
	問題解決	日常生活上での問題解決、適切な判断能力
	記憶	日常生活に必要な情報の記憶

運動 ADL：1〜4、認知 ADL：5〜6

FIMの採点基準

採点基準	介助者	手助け	手助けの程度
7：完全自立	不要	不要	自立
6：修正自立	不要	不要	時間がかかる、装具や自助具が必要、安全の配慮が必要
5：監視	必要	不要	監視・準備・指示・促しが必要
4：最小介助	必要	必要	75%以上自分で行う
3：中等度介助	必要	必要	50%以上、75%未満自分で行う
2：最大介助	必要	必要	25%以上、50%未満自分で行う
1：全介助	必要	必要	25%未満しか自分で行わない

合計 18 項目、126 点。得点が高いほど自立度が高い（70 点台：セルフケア自立群、50〜60 点台：半介助群、50 点未満：全介助群）

千野直一監訳：FIM：医学的リハビリテーションのための統一データセット利用の手引き．慶應義塾大学医学部リハビリテーション科，東京，1991．より引用

3 ADL 区分

項目	内容	支援のレベル
ベッド上の可動性	横になった状態からどのように動くか、寝返りをうったり、起き上がったり、ベッド上の身体の位置を調整する	**0〜6 点**
移乗	ベッドからどのように、椅子や車椅子に座ったり、立ち上がるか（浴槽や便座への移乗は除く）	**0〜6 点**
食事	どのように食べたり、飲んだりするのか（上手、下手に関係なく）経管や経静脈栄養も含む	**0〜6 点**
トイレの使用	どのようにトイレ（ポータブルトイレ、便器、尿器を含む）を使用するか。排泄後の始末、おむつの替え、人工肛門またはカテーテルの管理、衣服を整える（移乗は除く）	**0〜6 点**
	合計点	

点数	ADL	内容
0 点	自立	手助け、準備、観察は不要または 1〜2 回のみ
1 点	準備のみ	物や用具を患者の手の届く範囲に置くことが 3 回以上
2 点	観察	見守り、励まし、誘導が 3 回以上
3 点	部分的な援助	動作の大部分（50％以上）は自分でできる・四肢の動きを助けるなどの体重（身体）を支えない援助を 3 回以上
4 点	広範な援助	動作の大部分（50％以上）は自分でできるが、体重を支える援助（例えば、四肢や体幹の重みを支える）を 3 回以上

5点	最大の援助	動作の一部（50%未満）しか自分でできず、体重を支える援助を3回以上
6点	全面依存	まる3日間すべての面で他者が全面援助した（および本動作は一度もなかった場合）

判定	23～24点	11～22点	0～10点
	ADL区分3	ADL区分2	ADL区分1

療養病棟における ADL 区分。ADL 区分、医療区分に基づく患者分類により入院基本料が決定される（厚生労働省）

ADL activities of daily living **日常生活動作**	食事・更衣・移動・排泄・整容・入浴など、生活を営むうえで不可欠な基本的な日常生活活動
IADL instrumental ADL **手段的日常生活動作**	電話の使用、買い物、食事の支度、家事、洗濯、移動・外出、服薬の管理、金銭の管理など社会生活上必要な日常生活活動
APDL activities parallel to daily living **生活関連動作**	IADLとほとんど同義

Memo

高齢者

1 高齢者用うつ尺度短縮版 - 日本版（GDS-D-J）

施設名

高齢者用うつ尺度短縮版ー日本版
The Geriatric Depression Scale-Short Form-Japanese（GDS-S-J）

Translated and Adapted by Morihiro Sugishita（杉下守弘）and Takashi Asada（朝田隆）(2008) from the Geriatric Depression Scale（GDS）in Sheikh JI and Yesavage JA. Clinical Gerontology, 5(1/2), 165-173, 1986. Copyrigt ©1986 by NY: The Haworth Press.

被験者名	評価者イニシャル	評価日
□□□□□□□□	□□	□□□□年□□月□□日

教示：被験者に以下のように教示をしてください。
このインタビューでは、次に、あなたの感情について質問をいたします。お尋ねする質問のなかには、あなたに当てはまらない質問があるかも知れませんし、また、ある質問はあなたを不快にさせるかもしれません。
今日を含め過去1週間の間に、あなたがどう思ったかに基づいて、各々の質問に対して、"はい"か"いいえ"で答えてください。

	はい	いいえ	
1.	□	■	あなたは、あなたの人生に、ほぼ満足していますか？
2.	■	□	これまでやってきたことや、興味があったことの多くを止めてしまいましたか？
3.	■	□	あなたは、あなたの人生は空しいと感じていますか？
4.	■	□	しばしば、退屈になりますか？
5.	□	■	あなたは、たいてい、機嫌がよいですか？
6.	■	□	あなたに、何か悪いことが起ころうとしているのではないかと、心配ですか？
7.	□	■	たいてい、幸せだと感じていますか？
8.	■	□	あなたは、しばしば無力であると感じていますか？
9.	■	□	外出して新しいことをするよりも、自宅にいるほうが良いと思いますか？
10.	■	□	たいていの人よりも、記憶が低下していると思いますか？
11.	□	■	現在、生きていることは、素晴らしいことだと思いますか？
12.	■	□	あなたは、現在のありのままのあなたを、かなり価値がないと感じますか？
13.	□	■	あなたは、元気一杯ですか？
14.	■	□	あなたの状況は絶望的だと、思いますか？
15.	■	□	たいていの人は、あなたより良い暮らしをしていると思いますか？

※網掛けのチェックボックス■の答えは「うつ」を暗に示す。異なる感度と特異度が諸研究を通じて得られているけれども、臨床目的としては、6点以上の時は「うつ」を示唆しており、追跡面接をしなければならない。
11点以上は、ほとんど常に「うつ」である。

杉下守弘，朝田隆：高齢者用うつ尺度短縮版ー日本版（Geriatric Depression Scale-Short VersionJapanese, GDS-S-J）の作成について．認知神経科学 2009；11：89．より引用

- GDS（Geriatric Depression Scale）は、高齢者を対象としたうつ症状のスクリーニング検査である。
- 検査は、口頭で行う。質問には「はい」「いいえ」だけで答えてもらい、必要なら同じ質問を繰り返してもかまわない。
- 高齢者は、配偶者や知人・友人との死別、家庭や社会のなかでの地位や役割の喪失、経済力の低下、健康問題、身体および認知機能の低下などが生じやすく、これらがうつ病の発症に関連するとされており、うつ症状のスクリーニングは重要である。

2 改訂長谷川式簡易知能評価スケール（HDS-R）

問	問題（採点基準）		得点
1	お歳はいくつですか？ **（2年までの誤差は正解）**		0　1
2	今日は何年の何月何日ですか？ 何曜日ですか？ **（年月日、曜日が正解でそれぞれ1点ずつ）**	年 月 日 曜日	0　1 0　1 0　1 0　1
3	私たちが今いるところはどこですか？ **（自発的にでれば2点、5秒おいて家ですか？　病院ですか？　施設ですか？　の中から正解をすれば1点）**		0　1　2
4	これから言う3つの言葉を言ってみてください。あとでまた聞きますのでよく覚えておいてください。 **（以下の系列のいずれか1つで、採用した系列に○印をつけておく）** 1：a）桜　b）猫　c）電車 2：a）梅　b）犬　c）自動車		0　1 0　1 0　1
5	100から7を順番に引いてください。 **（100－7は？　それからまた7を引くと？　と質問する。 最初の答えが不正解の場合、打ち切る）**	(93) (86)	0　1 0　1

（次頁へ続く）

6	私がこれから言う数字を逆から言ってください。 **(6-8-2、3-5-2-9 を逆に言ってもらう。3 桁逆唱に失敗したら、打ち切る)**	2-8-6 9-2-5-3	0　1 0　1
7	先ほど覚えてもらった言葉をもう一度言ってみてください。 **(自発的に回答があれば各 2 点。回答がない場合以下のヒントを与え正解であれば各 1 点)** a) 植物　b) 動物　c) 乗り物		a：0　1　2 b：0　1　2 c：0　1　2
8	これから 5 つの品物を見せます。それを隠しますので何があったか言ってください。 **(時計、鍵、タバコ、ペン、硬貨など必ず相互に無関係なもの)**		0　1　2 3　4　5
9	知っている野菜の名前をできるだけ多く言ってください。 **(答えた野菜の名前を右欄に記入する。途中で詰まり、約 10 秒間待っても答えない場合はそこで打ち切る)** **0〜5** = 0 点、**6** = 1 点、**7** = 2 点、 **8** = 3 点、**9** = 4 点、**10** = 5 点		0　1　2 3　4　5
			合計得点

加藤伸司，下垣光，小野寺敦志 他：改訂長谷川式簡易知能評価スケール（HDS-R）の作成．老年精神医学雑誌 1991；2：1342. より転載

- 改訂長谷川式簡易知能評価スケール（HDS-R：Revised Hasegawa dementia scale）は患者に面接し、質問方式で実施するアルツハイマー型認知症のスクリーニングテストである。高齢者の知能障害の有無・障害の程度がおおよそ把握できる。
- 30 点満点中 20 点以下だと認知症疑いとなる。
- 日常会話のなかに取り入れ、自然に実施するのが望ましい。認知症高齢者は 1 日のうち、しばしば覚醒水準の変動がみられることが多いので、本人の状態を記載しておく。

3 簡易精神状態検査（MMSE）

		質問内容	得点
1	(5 点)	今年は何年ですか。**(1 点)** 今の季節は何ですか。**(1 点)** 今日は何曜日ですか。**(1 点)** 今日は何月 **(1 点)** 何日 **(1 点)** ですか。	
2	(5 点)	ここは何県ですか。**(1 点)** ここは何市ですか。**(1 点)** ここは何病院ですか。**(1 点)** ここは何階ですか。**(1 点)** ここは何地方ですか **[例 関東地方]** **(1 点)**	
3	(3 点) 正答 1 個につき 1 点	物品名 3 個（相互に無関係）。検者は物の名前を 1 秒間に 1 個ずつ言う。その後、被検者に繰り返させる。正答 1 個につき 1 点を与える。3 個すべて言うまで繰り返す **(6 回まで)** 何回繰り返したかを記せ______回	
4	(5 点) 正答 1 個につき 1 点	100 から順に 7 を引く **(5 回まで)**。 あるいは「フジノヤマ」を逆唱させる。	
5	(3 点) 正答 1 個につき 1 点	3 で提示した物品名を再度復唱させる。	
6	(2 点)	**(時計を見せながら)** これは何ですか。 **(鉛筆を見せながら)** これは何ですか。	
7	(1 点)	次の文章を繰り返す。 「みんなで力をあわせて綱を引きます」	
8	(3 点)	(3 段階の命令) 「右手にこの紙を持ってください」**(1 点)** 「それを半分に折りたたんでください」**(1 点)** 「机の上に置いてください」**(1 点)**	

（次頁へ続く）

9	（1 点）	（次の文章を読んでその指示に従ってください） 「眼を閉じなさい」	
10	（1 点）	（何か文章を書いてください）	
11	（1 点）	（次の図形を書いてください）	
総得点は 30 点で、23／24 点が認知症を疑うカットポイントとなる		得点合計	

北村俊則：Mini-Mental State Examination（MMSE）. 大塚俊男，本間昭監修，高齢者のための知的機能検査の手引き，ワールドプランニング，東京，1991：35-38. より転載（Folatein MF, Folstein SE, McHugh PR.“Mini-Mental State”：a practical method for grading the cognitive state of patients for the clinician. J Psydhiat Res 1975；12：189-198.）より改変引用

- MMSE（Mini-Mental State Examination）は、高齢者の短期記憶・もの忘れの程度を評価する問診型の評価法である。
- 合計点が 21 点以下の場合、認知機能が大幅に低下している可能性があるため、専門医へのコンサルトが必要となる。
- 過度の緊張や体調不良などにより、本来の実力が発揮できない場合があるため、実施時には注意する。

4 せん妄とアルツハイマー型認知症の違い

	せん妄	アルツハイマー型認知症
発症	急性、突然（数時間から数日）	段階的（数か月から数年）
初発症状	注意集中困難や睡眠障害	記憶障害（近時記憶障害）
経過	短期（数日から数週間続く）、症状は日周的変動、夜間や暗いとき、覚醒時に悪化	慢性進行性（年単位）

進行	突然	緩徐、一様でない
意識	減退	明瞭
注意	減退	通常正常
見当識	通常障害されるが、可逆的	疾患の進行に伴い障害される
記憶	近時および即時記憶の障害	近時および遠隔記憶の障害
思考内容	通常豊か（しかし無秩序）	乏しく、まとまりがない
幻視・錯覚	＋＋	−〜＋

- せん妄は、意識、注意、認知（思考・判断）、知覚の変化が一過性、可逆的に急速に現れる状態であり、認知症とは異なり、一時的な症状である。
- せん妄は、看護師の早期発見により、適切な対処が可能である。逆に対応が遅れると、合併症を併発したり、回復に時間がかかることになる。
- 認知症とは、脳の後天的な器質障害によって、いったん発達した知能が永続的、不可逆的に低下または欠損した状態をいう。
- 認知症には、中核症状（認知機能障害）と行動・心理症状（BPSD）がある。中核症状とは、記憶障害を中心とした認知機能障害であり、周辺症状には、見当識障害、徘徊や多動、妄想や幻覚などの精神症状、感情障害、睡眠リズム障害がある。
- せん妄と認知症は似通った症状を示すが、異なった機序で発症するものであり、対応も異なるので、違いを見きわめることが大切である。

5 障害高齢者の日常生活自立度（寝たきり度）判定基準

生活自立	**ランクJ**	何らかの障害等を有するが、日常生活はほぼ自立しており独力で外出する 1. 交通機関等を利用して外出する 2. 隣近所へなら外出する
準寝たきり	**ランクA**	屋内での生活はおおむね自立しているが、介助なしには外出しない 1. 介助により外出し、日中はほとんどベッドから離れて生活する 2. 外出の頻度が少なく、日中も寝たり起きたりの生活をしている
寝たきり	**ランクB**	屋内での生活は何らかの介助を要し、日中もベッド上での生活が主体であるが、座位を保つ 1. 車椅子に移乗し、食事、排泄はベッドから離れて行う 2. 介助により車椅子に移乗する
	ランクC	1日中ベッド上で過ごし、排泄、食事、着替において介助を要する 1. 自力で寝返りをうつ 2. 自力では寝返りもうたない

判定にあたっては補装具や自助具などの器具を使用した状態であっても差し支えない（厚生労働省）

Memo

6 認知症のある高齢者の日常生活自立度判定基準

ランク	判定基準
Ⅰ	何らかの認知症を有するが、日常生活は家庭内および社会的にほぼ自立している
Ⅱ	日常生活に支障をきたすような症状・行動や意思疎通の困難さが多少見られても、誰かが注意していれば自立できる
Ⅱa	家庭外で上記Ⅱの状態が見られる
Ⅱb	家庭内でも上記Ⅱの状態が見られる
Ⅲ	日常生活に支障をきたすような症状・行動や意思疎通の困難さが見られ、介護を必要とする
Ⅲa	日中を中心として上記Ⅲの状態が見られる
Ⅲb	夜間を中心として上記Ⅲの状態が見られる
Ⅳ	日常生活に支障をきたすような症状・行動や意思疎通の困難さが頻繁に見られ、常に介護を必要とする
M	著しい精神症状や問題行動あるいは重篤な身体疾患が見られ、専門医療を必要とする

厚生労働省：認知症高齢者の日常生活自立度. http://www.mhlw.go.jp/topics/2013/02/dl/tp0215-11-11d.pdf（2018.4.6 アクセス）より引用

Memo

7 要介護区分

区分	状態	高齢者の状態（例）
要支援 1	社会的支援を要する	・基本的な日常生活動作はほぼ自分で行うことが可能 ・要介護状態となることの予防のために買物・掃除などにおいて何らかの支援が必要
要支援 2	部分的な介護を要する	・基本的な日常生活動作はほぼ自分で行うことが可能だが、要支援 1 よりやや低下 ・買い物・掃除などを行う能力が低下しているため、何らかの支援・一部介護が必要
要介護 1	部分的な介護を要する	・立ち上がりや歩行などに不安定さが見られる ・排泄や入浴などに一部介護が必要 ・問題行動や理解の低下が見られることがある
要介護 2	軽度の介護を要する	・立ち上がりや歩行などが自力ではできない場合が多い ・排泄や入浴などに一部介護が必要 ・問題行動や理解の低下が見られることがある
要介護 3	中程度の介護を要する	・立ち上がりや歩行などが自力ではできず介護が必要 ・入浴や排泄、衣類の着脱などに全面的な介助が必要 ・いくつかの問題行動や理解の低下が見られることがある
要介護 4	重度の介護を要する	・立ち上がりや歩行などがほとんどできない ・入浴や排泄、衣服の着脱などに全面的な介助が必要 ・食事の摂取に一部介助が必要 ・尿意、便意が伝達されていない ・多くの問題行動や理解の低下が見られることがある

要介護 5	最重度の介護を要する	・日常生活全般について、全面的な介助が必要（寝たきりの状態など） ・食事、排泄、衣類着脱のすべてにおいて全面的な介助が必要 ・多くの問題行動や全般的な理解の低下が見られる

- 介護の必要の程度に応じて定めた区分である。介護保険制度では、被保険者の要介護状態または要支援状態に応じて保険給付される。
- 要支援は 2 段階、要介護は 5 段階の区分がある。
- 要介護状態・要支援状態にあるかどうかは市町村が審査、判定する。要介護認定は、①被保険者から要介護認定の申請、②調査員による認定調査（概況調査、基本調査、特記事項）の実施、市町村から主治医への意見書作成依頼、③コンピュータによる一次判定、④介護認定審査会での一次判定結果、主治医の意見書、認定調査での特記事項による二次判定、⑤介護認定審査会の結果に基づいた市町村による要介護認定、によって行われる。

8 Fried らのフレイル診断項目

①体重減少
②主観的疲労感
③日常生活活動量の低下
④身体能力（歩行速度）の低下
⑤筋力（握力）の低下

Fried LP, et al.：Frailty in older adults：evidence for a phenotype. J Gerontol A Biol Sci Med Sci 2001；56（3）：146-156.

- 上記の診断項目 5 項目のうち 3 項目が当てはまれば「フレイル」とし、1～2 項目が当てはまる場合は「前フレイル」とする。

9 サルコペニアの判定基準（日本人高齢者に対する簡易基準案）

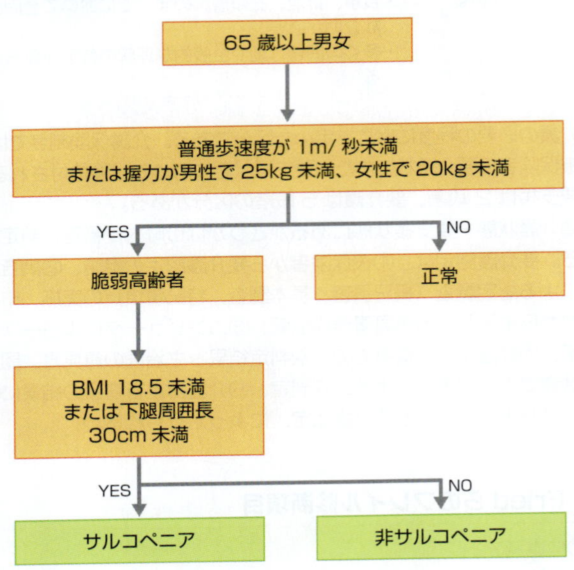

下方浩史，安藤富士子：日常生活機能と骨格筋量，筋力との関連，サルコペニア：研究の現状と未来への望．日老医誌 2012；49（2）：195-198．より一部改変して転載

- サルコペニアとは、骨格筋量および筋力の低下と、これに伴う身体運動機能の低下を特徴とする。
- BMI と下腿周囲長で筋肉量の評価を行う。

精神・心理

1 精神・心理：基本的評価項目

評価項目	ポイント
外観	身だしなみ、清潔さ、姿勢、アイコンタクト 外観が発達段階や年齢と合致しているか
運動・活動	震え、チック、マンネリズム、身振り、歩行、活動過剰、落ち着きのなさ、興奮、反響動作、硬直、攻撃性
言語パターン	失語、音量、障害、吃音
総合的な態度	協力的・非協力的、友好的・敵対的、防御的、用心深い、無感情
気分	うつ、悲哀、不安、恐怖、不安定、過敏、意気軒昂、多幸感、罪悪感、自暴自棄
情動	気分と一致した情動、平坦な情動、不適切な情動
思考過程	・思考形式：脱線思考、言語新作、言語のサラダ[*1]、反響言語、注意持続時間 ・思考内容：妄想、自殺、他殺、強迫観念、嫌疑、狂信的、恐怖、呪術思考
知覚障害	幻覚（幻聴、幻視、幻触、幻嗅、幻味）、錯覚（離人[*2]、現実感消失）
感覚・認知	敏捷性、見当識、記憶、抽象概念
衝動コントロール	攻撃、恐怖、罪悪感、情動、性行動
判断・洞察	意思決定、問題解決、対処

Adapted from Townsend, MC：Nursing Diagnosis in Psychiatric Nursing：Care Plans and Psychotropic Medications, ed5. FA Davis；2001：606-610.
アーレン・マイヤーズ，岡田一義監訳：早わかり看護ノート．照林社，東京，2005：63．より引用

- 精神・心理アセスメント時には、非言語的表現にも注意する。特に、攻撃性・凶暴性を秘めた表現*3の有無を観察する。

＊1　言語のサラダ：単語・句の支離滅裂な羅列・混合。思考内容がまったく追えない滅裂思考の状態
＊2　離人：自己の身体感覚や、外界の事象に関する現実感を喪失した状態
＊3　攻撃性・凶暴性を秘めた表現：握りしめたこぶし、神経質に歩き回る、声の調子が高くなる、呼吸が荒くなる、失礼な態度・言葉、言葉による脅し、武器、カッと目を見開いてにらむ、など

2 世界保健機関・障害評価面接基準（WHODAS 2.0 [36 項目・自己記入版]）

領域	番号	項目
領域1：認知		過去30日間に、どのくらい難しさがありましたか
	D1.1	何かをするとき、10分間集中する
	D1.2	大切なことをすることを覚えている
	D1.3	日常生活での問題点を分析して解決方法を見つける
	D1.4	新しい課題、例えば、はじめての場所へ行く方法を学ぶ
	D1.5	みんなが言っていることを、普通に理解する
	D1.6	自ら会話を始めたり続けたりする
領域2：可動性		過去30日間に、どのくらい難しさがありましたか
	D2.1	長時間（30分くらい）立っている
	D2.2	座っているところから立ち上がる
	D2.3	家のなかで動き回る
	D2.4	家の外に出ていく
	D2.5	1km ほどの長距離を歩く
領域3：セルフケア		過去30日間に、どのくらい難しさがありましたか
	D3.1	全身を洗う
	D3.2	自分で服を着る
	D3.3	食事をする

	D3.4	数日間 1 人で過ごす
領域 4：他者との交流	D4.1	見知らぬ人に応対する
	D4.2	友人関係を保つ
	D4.3	親しい人たちと交流する
	D4.4	新しい友人を作る
	D4.5	性的行為をする
領域 5：日常活動	過去 30 日間に、どのくらい難しさがありましたか	
	D5.1	家庭で要求される作業を行う
	D5.2	最も大切な家事をうまくする
	D5.3	なすべきすべての家事労働を片付ける
	D5.4	必要に応じてできるだけ早く家事労働を終わらせる
	もし、あなたが就業中（賃金労働、賃金なし労働、自営）か、または就学中であれば、次の D5.5～D5.8 に回答してください。そうでない場合は D6.1 に進んでください	
	健康上の理由で、過去 30 日間に、どれくらい難しさがありましたか	
	D5.5	毎日の仕事をする／学校へ行く
	D5.6	最も大切な仕事／学校の課題をうまくする
	D5.7	なすべきすべての仕事を済ます
	D5.8	必要に応じてできるだけ早く仕事を済ます
領域 6：社会への参加	過去 30 日間に、どれくらい難しさがありましたか	
	D6.1	誰もができるやり方で地域社会の活動に加わるのに、どれほど問題がありましたか（例えば、お祭りや、宗教的または他の活動）
	D6.2	身辺のバリアや妨害のため、どれほど問題がありましたか
	D6.3	他人の態度や行為のため、自分らしさを持って生きることに、どれほど問題がありましたか

（次頁へ続く）

	D6.4	健康問題やその改善のために、どれくらい時間をかける必要がありましたか
	D6.5	健康状態のために、どれくらい感情的に影響を受けましたか
	D6.6	あなたの健康状態は、あなたや家族に、どれくらい経済的損失をもたらしましたか
	D6.7	あなたの健康問題により、家族はどれくらい大きな問題を抱えましたか
	D6.8	リラックスしたり、楽しんだりするために、自分で何かを行うのにどれくらい問題がありましたか
	H1	全体として、過去 30 日間に何日くらい、こうした難しさがありましたか 日数を記録する＿＿＿＿＿＿
	H2	健康状態のために、過去 30 日間に何日くらい、通常の活動や仕事がまったくできませんでしたか 日数を記録する＿＿＿＿＿＿
	H3	まったくできなかった日を除いて、健康状態により過去 30 日間に何日くらい、通常の活動や仕事を、途中で止めたりまたは減らしたりしましたか 日数を記録する＿＿＿＿＿＿

Measurement health and disability : manual for WHO disability assessment schedule WHODAS 2.0. World Health Organization, 2010.
田崎美弥子，山口哲生，中根允文訳：健康および障害の評価 WHO 障害評価面接基準マニュアル WHODAS 2.0. 一般社団法人日本レジリエンス医学研究所, 2015：104-107. より一部改変して転載

- WHODAS 2.0 は、世界保健機関（WHO）が開発した健康と障害について文化的影響を除いて測定する標準ツール。米国精神医学会の精神疾患の診断・統計マニュアル（DSM-5）に取り入れられている。国際生活機能分類（ICF）に基づき、6 つの領域（領域 1：認知、領域 2：可動性、領域 3：セルフケア、領域 4：

他者との交流、領域5：日常活動、領域6：社会への参加）における機能レベルを把握する。

- WHODAS 2.0は、36項目・12項目・12+24項目の3つのバージョンがあり、質問項目は6つの領域で30日間における生活機能上の困難さを評価するものである。36項目版と12項目版では、対象者による自己記入、面接、代理人による回答の形態がある。
- 採点は単純採点法と複雑採点法がある。単純採点法では、各項目をそれぞれ「まったく問題なし」(1)、「少し問題あり」(2)、いくらか問題あり」(3)、「ひどく問題あり」(4)、「まったく何もできない」(5) で採点し、6つの領域個々の得点を計算する。

3 不安・抑うつ測定尺度（HADS）

不安	①私は緊張したり、どうにかなりそうと感じたりする ②何かひどいことが起こると恐ろしく感じる ③心に心配事がある ④安らかに座ることができて、リラックスしていると感じる ⑤体の中に何かとんでもないものがいると恐ろしく感じる ⑥活動しなければならないとき、落ち着きがないと感じる ⑦急にパニックを感じたりする
抑うつ	①以前と同様に楽しめる ②笑ったり、物事の明るい面をとらえることができる ③楽しく感じる ④やる気が起きないように感じる ⑤私は自分の見栄えに興味がなくなった ⑥物事を楽しむことが待ち遠しい ⑦いい本やラジオ、テレビを楽しむことができる

（次頁へ続く）

評価法	まったく良好：0点 きわめて悪い：3点 その中間：1または2点	●不安・抑うつ各項目の点数を合計し、①正常：0〜7点、②軽症：8〜10点、③中等症：11〜14点、④重症：15〜21点と重症度を判定する

Zigmond AS, Snaith RP, 北 村 俊 則 訳：Hospital anxiety and depression scale（HAD尺度）．精神科診断学 1993；4：371-372．より引用

4 エディンバラ産後うつ病調査票（日本語版）

■ご出産おめでとうございます。ご出産からいままでの間にどのようにお感じになったかをお知らせください。今日だけでなく、過去7日間にあなたが感じられたことに最も近い答えにアンダーラインを引いてください。必ず10項目に答えてください

例）幸せだと感じた　　はい、常にそうだった

はい、たいていそうだった

いいえ、あまりたびたびではなかった

いいえ、まったくそうではなかった

■"はい、たいていそうだった"と答えた場合は過去7日間のことをいいます。このような方法で質問にお答えください

【質問】

1．笑うことができたし、物事のおかしい面もわかった

（0）いつもと同様にできた

（1）あまりできなかった

（2）明らかにできなかった

（3）まったくできなかった

2．物事を楽しみにして待った

(0) いつもと同様にできた

(1) あまりできなかった

(2) 明らかにできなかった

(3) ほとんどできなかった

3. 物事が悪くいったとき、自分を不必要に責めた
(3) はい、たいていそうだった
(2) はい、ときどきそうだった
(1) いいえ、あまりたびたびではない
(0) いいえ、そうではなかった

4. はっきりした理由もないのに不安になったり、心配した
(0) いいえ、そうではなかった
(1) ほとんどそうではなかった
(2) はい、ときどきあった
(3) はい、しょっちゅうあった

5. はっきりした理由もないのに恐怖に襲われた
(3) はい、しょっちゅうあった
(2) はい、ときどきあった
(1) いいえ、めったになかった
(0) いいえ、まったくなかった

6. することがたくさんあってたいへんだった
(3) はい、たいてい対処できなかった
(2) はい、いつものようにはうまく対処しなかった
(1) いいえ、たいていうまく対処した
(0) いえ、普段通りに対処した

7. 不幸せなので、眠りにくかった
(3) はい、ほとんどいつもそうだった
(2) はい、ときどきそうだった
(1) いいえ、あまりたびたびではなかった
(0) いいえ、まったくなかった

8. 悲しくなったり、惨めになった
(3) はい、たいていそうだった
(2) はい、かなりしばしばそうだった
(1) ほんのときどきあった
(0) いいえ、まったくそうではなかった

(次頁へ続く)

9. 不幸せなので、泣けてきた
(3) はい、たいていそうだった
(2) はい、かなりしばしばそうだった
(1) ほんのときどきあった
(0) いいえ、まったくそうではなかった

10. 自分自身を傷つけるという考えが浮かんできた
(3) はい、かなりしばしばそうだった
(2) ときどきそうだった
(1) めったになかった
(0) まったくなかった

Cox JL, Holden JM 著, 岡野禎治, 宗田聡訳：産後うつ病ガイドブック. 南山堂, 東京, 2006：62-63. より引用

- 産後うつ病のスクリーニング方法として、エディンバラ産後うつ病質問票（日本語版）がある。
- 質問は10項目あり、母親が自分で記入して合計点を出す。日本では、合計点が9点以上であった場合に産後うつ病の疑いがあると判断される。

Memo

5 ペプローによる不安のレベル

レベル	状態像
軽度	日々の生活の緊張と関係がある。用心深くなり、知覚領域では見ること・聞くこと・理解することが以前よりも鋭くなる。この種の不安は学習の動機を与え、個人の成長と創造力を生み出す
中等度	当面の心配に焦点を合わせ、他のことに無関心になる。知覚領域では見ること・聞くこと・理解することが低下する。あえて不注意になるが、しようと思えばもっと注意することができる
強度	知覚領域は非常に低下している。特別に細部に集中しがちで、他のことは何も考えられない。すべての行動は安心を得ようとしてなされる。他の領域に目を向けるためには強い指示が必要となる
パニック	畏怖・心配・恐怖を伴って連想される。このとき細部は均衡を破られ、抑制力をなくし、命令されても行動することができない。筋肉運動は高まり、知覚は歪められ、効果的に機能できなくなる

青木典子：不安．野嶋佐由美，南裕子監：ナースによる心のケアハンドブック．照林社，東京，2000：22 より引用

Memo

6 ストレスマネジメント：バーンアウト尺度

質問項目	A（点）	B（点）
①疲れやすい	●	
②気がめいる	●	
③毎日の生活が楽しい		●
④体が疲れ果てる	●	
⑤精神的にまいってしまう	●	
⑥心が満たされている		●
⑦精魂が尽き果てる	●	
⑧ないがしろにされた気持ちになる	●	
⑨みじめな気持ちになる	●	
⑩力を使い果たした気持ちになる	●	
⑪期待はずれの気持ちになる	●	
⑫自分がいやになる	●	
⑬うんざりした気持ちになる	●	
⑭わずらわしい気分に陥る	●	
⑮まわりの人に対して幻滅感や憤りを感じる	●	
⑯気が弱くなる	●	
⑰なげやりな気持ちになる	●	
⑱拒否された気分になる	●	
⑲楽観的な気分になる		●
⑳意欲に燃えた気持ちになる		●
㉑不安な気持ちになる	●	
	合計　点	合計　点

稲岡文昭，他：Pines Burnout Measure（BM, Pines AM, 1981）日本語版．1983．より引用

- 左記 21 項目を 1 ～ 7 点で点数化し、以下の方法でバーンアウトの程度を評価する。

▶1　点数化

- 下記の基準に沿って点数化し、「●」欄にその点数を記入する。
①まったくない：1 点、②ごくまれにある：2 点、③まれにある：3 点、④ときどきある：4 点、⑤しばしばある：5 点、⑥たいていある：6 点、⑦いつもある：7 点

▶2　評価

バーンアウトスコア＝ A の合計点＋（32 － B の合計点）／21

- A 欄、B 欄それぞれの合計点を求め、上記の計算式でバーンアウトスコアを算出する。スコアの評価法は以下のとおり。
① 2.9 以下：精神的に安定し心身ともに健康、② 3.0 ～ 3.9：バーンアウトの徴候が見られる、③ 4.0 ～ 4.9：バーンアウトに陥っている状態、④ 5.0 以上：臨床的うつ状態

- 看護職のバーンアウトも増えてきている。自分の精神状態が危機的状態に追い込まれてしまわないように、セルフマネジメントが必要である。

Memo

7 自殺予防：希死念慮の評価と対応（うつ病患者）

<table>
<tr><td>0</td><td colspan="2">なし</td><td rowspan="3">・精神療法的配慮（傾聴、説得）</td></tr>
<tr><td>1</td><td colspan="2">消極的希死念慮（生きていても仕方がないと思う）</td></tr>
<tr><td>2</td><td colspan="2">積極的希死念慮（死にたい）</td></tr>
<tr><td rowspan="2">3</td><td rowspan="2">自殺念慮（具体的に何らかの方法で自殺したいと考える）</td><td>3a：自殺しないと約束できる</td><td>・患者に「自殺しない」と約束してもらう（カルテに誓約を書いてもらうなど）
・入院患者：危険物のチェック
・外来患者：致死量以上の抗うつ薬が処方されている場合は家族に薬剤管理を依頼</td></tr>
<tr><td>3b：自殺しないと約束できない</td><td rowspan="2">・外来患者：すみやかに入院を検討
・入院患者：危険物の管理、不定期な監視、薬物による鎮静。不十分な場合は隔離や身体拘束を行う場合もあるが、最小限にとどめること</td></tr>
<tr><td>4</td><td colspan="2">自殺企図（すでに自殺行動に及んでいる）</td></tr>
</table>

加藤忠史：うつ病と双極性障害．日野原重明，井村裕夫監修．看護のための最新医学講座 第2版 12 精神疾患．中山書店，東京，2000：345．を参考に作成

- うつ病の生命予後を左右する最大の因子は自殺である。うつ病患者による自殺は、かなりの確率で予防可能だと考えられている。
- 自殺企図の危険が切迫しているときは、修正電気けいれん療法の適応となる。即効性はあるが、副作用（頭痛、記憶障害など）や事故の危険があるため、適応の十分な検討とインフォームドコンセントが必要である。

8 自殺のリスク・アセスメントのためのチェックリスト

項目		チェック欄
患者の訴え	死や自殺の願望・意思を口にしている	
	絶望感やあきらめを口にしている	
	身体機能の喪失、疼痛により強い苦悩・苦痛を訴えている	
既往歴・家族歴	精神疾患の既往歴がある	
	自傷・自殺企図の既往がある	
	自殺の家族歴がある	
生活環境、ライフ・イベント	最近、親しい人と離別・死別があった	
	失業や経済的破綻を経験した	
	家族や介護者、相談者がおらず孤立している	
症状、疾病	精神症状を呈している、あるいは精神疾患に罹患している	
	抑うつ状態にある	
	強い不安状態ないしは焦燥状態にある	
	不眠や食思不振が続いている	
	明らかな行動上の変化・異常を認めている	
	慢性ないしは進行性の身体疾患に罹患している	
	自身の身体や健康に無頓着である	

日本医療機能評価機構認定病院患者安全推進協議会：自殺のリスク・アセスメントのためのチェックリスト http://www.psp-jq.jcqhc.or.jp/download/647?wpdmdl=647（2018.4.6 アクセス), 2007. より引用

- 自殺の予測危険因子は、精神疾患（精神症状）の存在、自殺未遂や自傷の既往、希死念慮、がんなどの身体疾患の存在、離別・死別、喪失体験などである。
- チェック・リストに 1 つでも該当するものがあれば、その他の項目について注意深く対話や観察を行い、患者の心の状態や行動

を見ていく必要がある。

9 アルコール依存

CAGE スケール（アルコール依存症）

質問		はい	いいえ
C Cut down	1. あなたは今までに、自分の酒量を減らさなければいけないと感じたことがありますか？	1	0
A Annoyed by criticism	2. あなたは今までに、周囲の人に自分の飲酒について批判されて困ったことがありますか？	1	0
G Guilty feeling	3. あなたは今までに、自分の飲酒についてよくないと感じたり、罪悪感をもったことがありますか？	1	0
E Eye-opener	4. あなたは今までに、朝酒や迎え酒を飲んだことがありますか？	1	0

Ewing JA, 北村俊則訳：CAGE 調査票．精神科診断学 1991；2：359-363. より引用

判定

● 2 点以上当てはまれば、アルコール依存症の可能性が高い

KAST（久里浜式アルコール症スクリーニングテスト）

男性版（KAST-M）

最近 6 か月の間に次のようなことがありましたか？		
項目	はい	いいえ
1. 食事は 1 日 3 回、ほぼ規則的にとっている		
2. 糖尿病、肝臓病、または心臓病と診断され、その治療を受けたことがある		
3. 酒を飲まないと寝付けないことが多い		
4. 二日酔いで仕事を休んだり、大事な約束を守らなかったりしたことが時々ある		

5. 酒をやめる必要性を感じたことがある		
6. 酒を飲まなければいい人だとよく言われる		
7. 家族に隠すようにして酒を飲むことがある		
8. 酒が切れたときに汗が出たり、手が震えたり、いらいらや不眠など苦しいことがある		
9. 朝酒や昼酒の経験が何度かある		
10. 飲まないほうがよい生活を送れそうだと思う		
合計点		

判定

合計点が 4 点以上	アルコール依存症の疑い群
合計点が 1～3 点	要注意群（質問項目 1 番による 1 点のみの場合は正常群）
合計点が 0 点	正常群

女性版（KAST-F）

最近 6 か月の間に次のようなことがありましたか？		
項目	はい	いいえ
1. 酒を飲まないと寝付けないことが多い		
2. 医師からアルコールを控えるようにと言われたことがある		
3. せめて今日だけは酒を飲むまいと思っていても、つい飲んでしまうことが多い		
4. 酒の量を減らそうとしたり、酒を止めようと試みたことがある		
5. 飲酒しながら、仕事、家事、育児をすることがある		

（次頁へ続く）

6. 私がしてきた仕事をまわりの人がするようになった		
7. 酒を飲まなければいい人だとよく言われる		
8. 自分の飲酒について、うしろめたさを感じることがある		
合計点		

判定

合計点が 3 点以上	アルコール依存症の疑い群
合計点が 1～2 点	要注意群（質問項目 6 番による 1 点のみの場合は正常群）
合計点が 0 点	正常群

http://www.kurihama-med.jp/alcohol/kast.html（2018.4.5 アクセス）より引用

- CAGE、KAST（Kurihama Alcoholism Screening Test）は、ともにアルコール依存症のスクリーニングテストである。
- KAST には男性版と女性版がある。KAST で問題飲酒群以上ならば、アルコール依存症専門医療機関を受診することが推奨される。

Memo

AUDIT（アルコール使用障害スクリーニング）

1. あなたはアルコール含有飲料をどのくらいの頻度で飲みますか？
・飲まない（0点）　・1か月に1度以下（1点）　・1か月に2～4度（2点）
・1週に2～3度（3点）　・1週に4度以上（4点）

2. 飲酒するときには通常どのくらいの量を飲みますか？
ただし「日本酒1合＝2ドリンク」「ビール大瓶1本＝2.5ドリンク」「ウィスキー水割りダブル1杯＝2ドリンク」「焼酎お湯割り1杯＝1ドリンク」「ワイングラス1杯＝1.5ドリンク」「梅酒小コップ1杯＝1ドリンク」とします（1ドリンク＝純アルコール9～12g）
・1～2ドリンク（0点）　・3～4ドリンク（1点）　・5～6ドリンク（2点）
・7～9ドリンク（3点）　・10ドリンク以上（4点）

3. 1度に6ドリンク以上飲酒することがどのくらいの頻度でありますか？
・ない（0点）　・1か月に1度未満（1点）　・1か月に1度（2点）
・1週に1度（3点）　・毎日あるいはほとんど毎日（4点）

4. 過去1年間に、飲み始めると止められなかったことが、どのくらいの頻度でありましたか？
・ない（0点）　・1か月に1度未満（1点）　・1か月に1度（2点）
・1週に1度（3点）・毎日あるいはほとんど毎日（4点）

5. 過去1年間に、普通だと行えることを飲酒していたためにできなかったことが、どのくらいの頻度でありましたか？
・ない（0点）　・1か月に1度未満（1点）　・1か月に1度（2点）
・1週に1度（3点）　・毎日あるいはほとんど毎日（4点）

6. 過去1年間に、深酒の後体調を整えるために、朝迎え酒をせねばならなかったことが、どのくらいの頻度でありましたか？
・ない（0点）　・1か月に1度未満（1点）　・1か月に1度（2点）
・1週に1度（3点）　・毎日あるいはほとんど毎日（4点）

7. 過去1年間に、飲酒後罪悪感や自責の念にかられたことが、どのくらいの頻度でありましたか？
・ない（0点）　・1か月に1度未満（1点）　・1か月に1度（2点）
・1週に1度（3点）　・毎日あるいはほとんど毎日（4点）

（次頁へ続く）

8. 過去 1 年間に、飲酒のため前夜の出来事を思い出せなかったことが、どのくらいの頻度でありましたか？

・ない（0 点）　・1 か月に 1 度未満（1 点）　・1 か月に 1 度（2 点）
・1 週に 1 度（3 点）　・毎日あるいはほとんど毎日（4 点）

9. あなたの飲酒のために、あなた自身か他の誰かがけがをしたことがありますか？

・ない（0 点）　・あるが、過去 1 年にはなし（2 点）
・過去 1 年間にあり（4 点）

10. 肉親や親戚、友人、医師、あるいは他の健康管理にたずさわる人が、あなたの飲酒について心配したり、飲酒量を減らすように勧めたりしたことがありますか？

・ない（0 点）　・あるが、過去 1 年にはなし（2 点）
・過去 1 年間にあり（4 点）

Babor TF, Fuente DL Jr, Saunders JB et al.：AUDIT: The Alcohol Use Disorder Identification Test：Guidance for Use in Primary Health Care. WHO, 1992
http://www.kurihama-med.jp/alcohol/audit.html（2018.4.5 アクセス）より引用

- AUDIT（Alcohol Use Disorders Identification Test）は、世界保健機関（WHO）が開発したアルコール問題のスクリーニングテストで、世界中で使用されている。
- 合計点が 8 点～14 点の場合、問題飲酒ではあるが、アルコール依存症まではいたっていない。15 点以上の場合は、アルコール依存症が疑われる。

Memo

索　引

数字・欧文・記号

和文

あ

い

う

え

か

さ

し

す

せ

そ

スケール索引

ツール・分類索引

数字・欧文

和文

あ行

か行

さ行

た行

な行

は行

ま行

や行

ら行

臨床で役立つ 看護アセスメント スケール&ツール

2018年４月25日　第１版第１刷発行
2023年10月10日　第１版第７刷発行

編　集　池松　裕子
発行者　有賀　洋文
発行所　株式会社 照林社
〒112-0002
東京都文京区小石川2丁目3-23
電話　03-3815-4921（編集）
03-5689-7377（営業）
https://www.shorinsha.co.jp/
印刷所　大日本印刷株式会社

検印省略（定価はカバーに表示してあります）
ISBN978-4-7965-2434-6